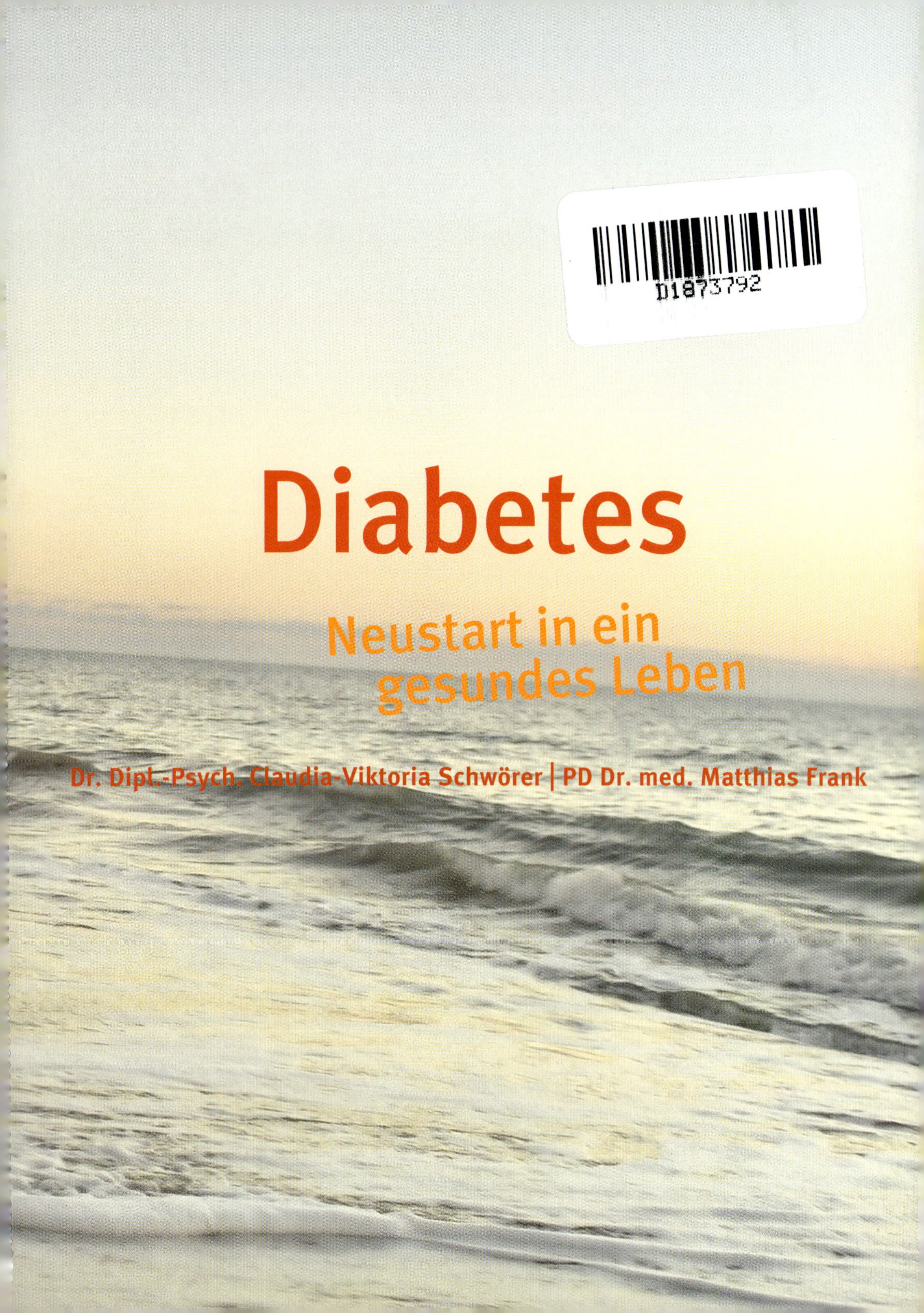

Diabetes

Neustart in ein gesundes Leben

Dr. Dipl.-Psych. Claudia-Viktoria Schwörer | PD Dr. med. Matthias Frank

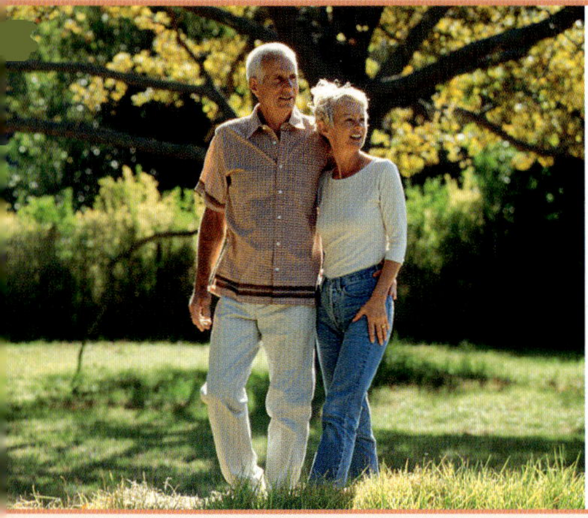
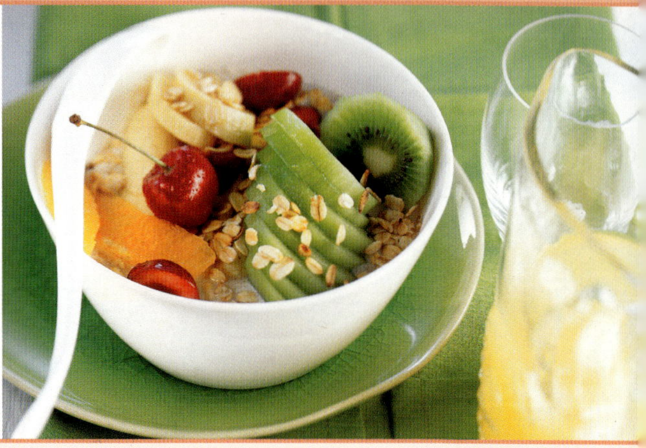

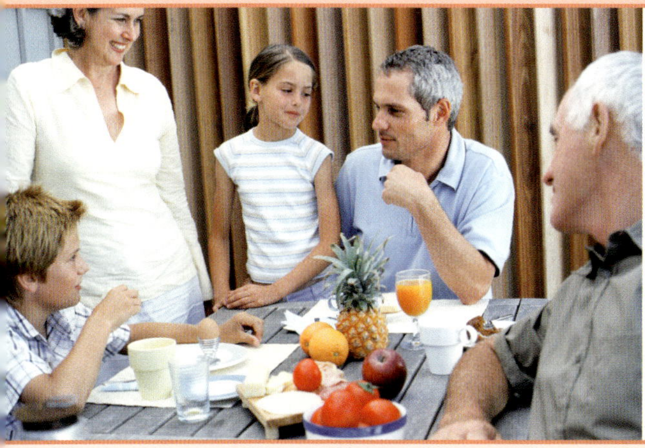

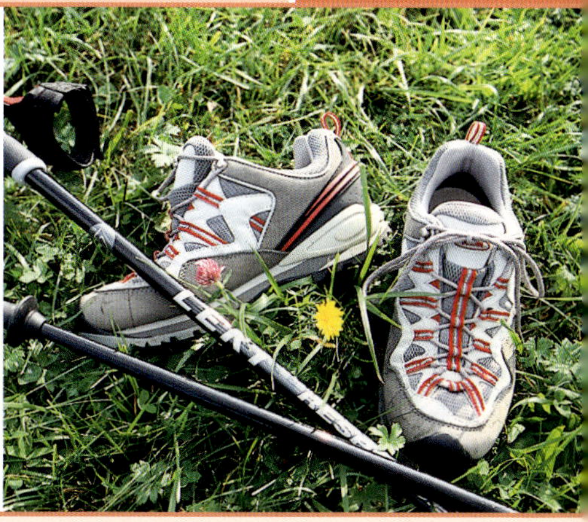

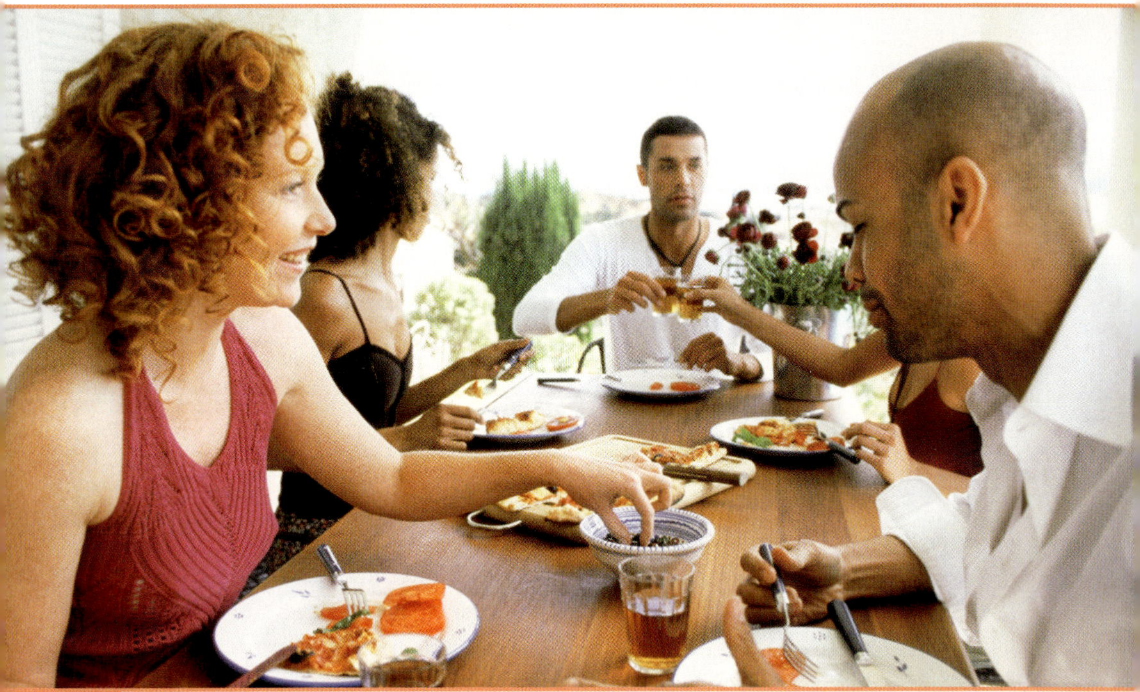

DIE AUTOREN

Dr. Dipl.-Psych. **Claudia-Viktoria Schwörer** studierte Psychologie, Pädagogik und Germanistik. Nach mehrjähriger Tätigkeit als Chefredakteurin lebt und arbeitet sie heute als freie Buchautorin und Medizinjournalistin in Hamburg. Ihr Anliegen ist, die Erkenntnisse aus Medizin, Psychologie und Pädagogik zu verbinden. Seit 1999 führt sie Fortbildungsveranstaltungen für Ärzte und Diabetesberaterinnen durch und hält für Nicht-Mediziner Vorträge im Bereich Gesundheit.

Privatdozent Dr. med. **Matthias Frank** ist Chefarzt der Saarlandkliniken kreuznacher diakonie in Neunkirchen und Saarbrücken. Seit 25 Jahren setzt er sich aktiv für die Verbesserung der Diabetestherapie ein. Sein Schwerpunkt ist das Verfassen von Schulungsprogrammen, die verhaltensmedizinisch orientiert sind. Darüber hinaus war er Vorstandsmitglied des Berufsverbandes Deutscher Diabetologen, Vorstandsmitglied der Arbeitsgemeinschaft Deutscher Diabetes Kliniken und Vorsitzender des Ausschusses Fort- und Weiterbildung der Deutschen Diabetes Gesellschaft. Zwischen 1986 und 1998 war er Chefredakteur der Zeitschrift »Diabetes Aktuell« und ist Mitglied verschiedener nationaler und internationaler Beratungsgremien.

Ein Wort zuvor

Für die meisten Menschen ist die Diagnose Typ-2-Diabetes zunächst niederschmetternd. Sie wissen zwar, dass es sich hierbei um die »Zuckerkrankheit« handelt, oder kennen den nicht ganz richtigen Begriff »Altersdiabetes«. Aber sie wissen nicht, was Diabetes für ihr Leben bedeutet, und werden unsicher in ihrer Lebensplanung. Tatsache ist jedoch: Nicht der Diabetes wird Ihr zukünftiges Leben bestimmen, sondern Sie entscheiden, wie Sie leben möchten. Betrachten Sie Diabetes doch einfach als eine große Chance für einen Neuanfang, als Start in ein selbstbewusstes und gesünderes Leben.

Natürlich werden Sie um einige Veränderungen nicht herumkommen, wenn Sie wieder gesünder, aktiver, schlank und voller Elan durchs Leben gehen wollen. Aber Sie können getrost alles vergessen, was Sie bisher über »guten Willen« gehört haben. Den haben Sie schon lange. Sie müssen nur noch den richtigen Weg finden, um Ihren guten Willen in die Tat umzusetzen. Dass Frust und Verzicht der falsche Weg sind, haben Sie leidvoll erfahren. Denn Ihr Körper arbeitet nach festen, unflexiblen Programmen, die sich weder durch Ihren Willen noch durch Schnellschussaktionen verändern lassen. Genau hier liegt das Problem – aber auch seine Lösung. Verbünden Sie sich mit Ihrem Verstand und handeln Sie nicht mehr gegen Ihren Körper. Er ist das Wichtigste, was Sie besitzen. Nur mit ihm können Sie sich bewegen, sich mitteilen, denken, lieben und lachen. Für ihn lohnt es sich umzudenken und ein Gesundheitsprojekt in Angriff zu nehmen, das Sie auf direktem Weg zu neuer Fitness und Gesundheit führt. Wie Sie diesen Weg finden und gehen können, steht in diesem Buch. In ihm finden Sie hilfreiche Strategien und das Wissen aus Medizin, Psychologie und Pädagogik, das Sie für die erfolgreiche Umsetzung Ihres Gesundheitsprojekts brauchen. Allerdings kann Ihnen weder dieses Buch noch ein Arzt den spannendsten und schwierigsten Teil abnehmen: das Wort in die Tat umsetzen. Das können nur Sie.

Dr. Dipl.-Psych. Claudia-Viktoria Schwörer
Priv.-Doz. Dr. med. Matthias Frank

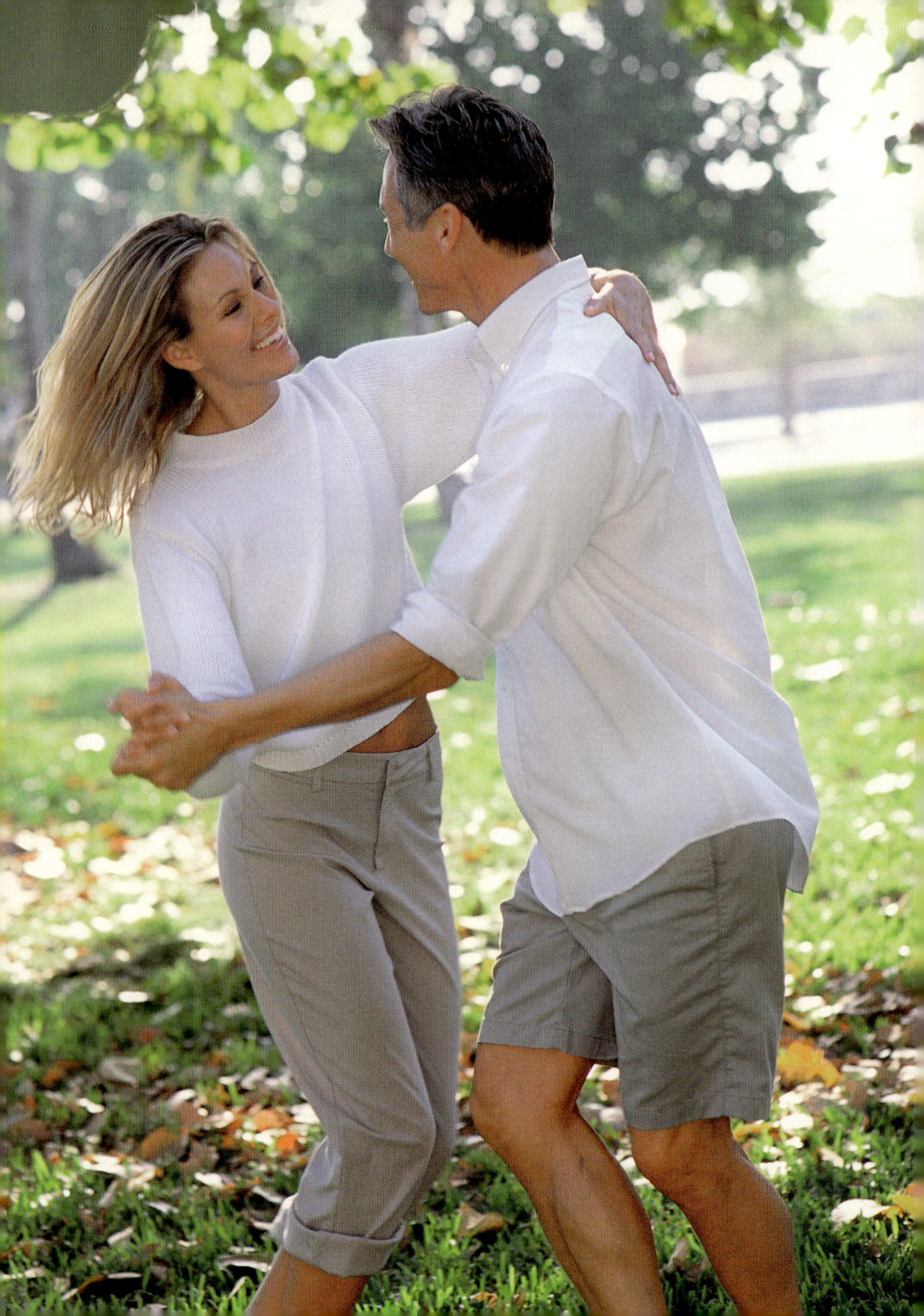

Honigsüßes Leben

Mit Diabetes mellitus (»honigsüßer Durchfluss«) zu leben, ist einfach. Weder Diäten noch anstrengender Sport sind nötig. Im Gegenteil, sie schaden mehr, als dass sie nützen. Um blutzuckergesund, schlank und topfit zu werden, brauchen Sie nichts weiter zu tun, als die Bio-Programme Ihres Körpers zu unterstützen, anstatt sie zu stören. Alles andere erledigt Ihr Körper für Sie.

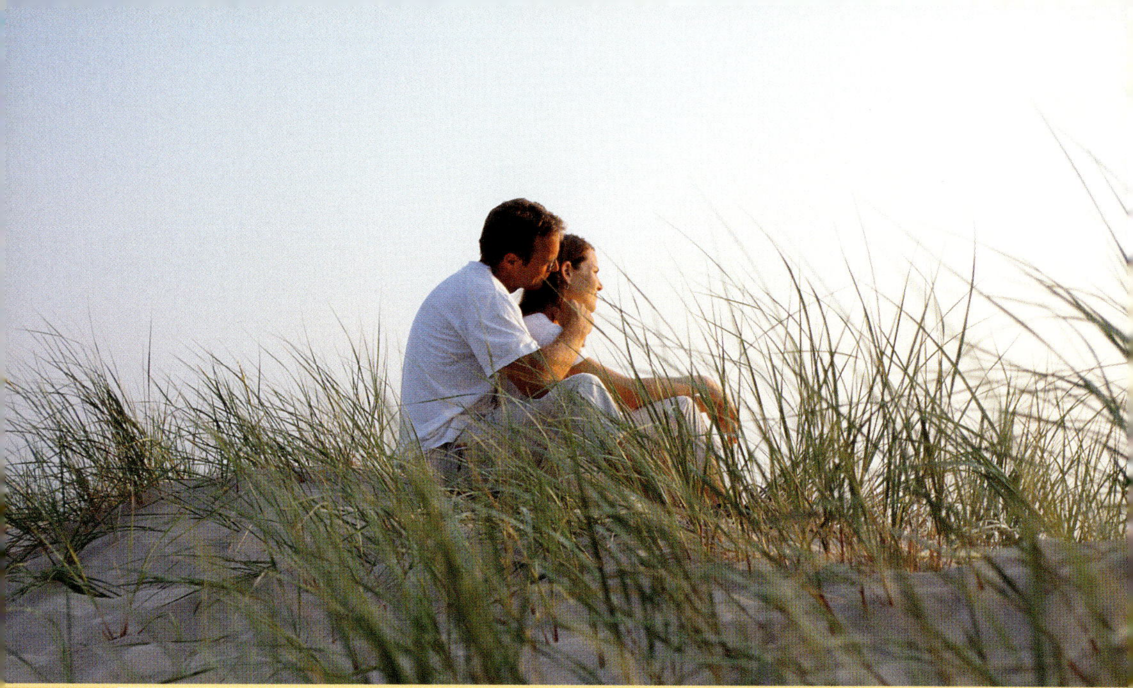

Keine Angst vor Diabetes

»Sie haben Diabetes!« Fragt man Menschen, was ihnen durch den Kopf ging, als sie diese Diagnose erfuhren, dachten fast alle dasselbe: »Jetzt muss ich auf alles verzichten, was schmeckt und Spaß macht.« Gleichzeitig drängte sich die bange Frage auf: »Kann ich das, was ich für mein Leben geplant habe, überhaupt noch machen?« Viele wollten mit eiserner Disziplin, strenger Diät und täglichem Joggen dem Diabetes schnell ein Schnippchen schlagen. Nach den ersten Wochen voller Elan kehrten sie jedoch in den alten Trott zurück. Was bleibt, sind ein schlechtes Gewissen und der tägliche Kampf mit der Zuckerkrankheit, die angeblich die Lebensqualität herabsetzt. Doch nicht der Diabetes macht Menschen das Leben schwer, sondern die Befürchtungen, Ängste und falschen Vorsätze, die bei Typ-2-Diabetikern häufiger sind als Fahrräder in China. Diese Vorurteile und falschen Vorstellungen erschweren das Leben, nicht der Diabetes. Mit ihm kann man ganz gemütlich leben.

Ein neuer Lebensabschnitt beginnt

Die Diagnose Typ-2-Diabetes bedeutet nicht das Ende Ihres bisherigen Lebens, sondern den Beginn eines neuen Lebensabschnitts. Und bei diesem kommt es vor allem darauf an, wie Sie ihn gestalten. Im Gegensatz zu einem weit verbreiteten Vorurteil müssen Diabetiker nämlich auf nichts verzichten. Niemand muss Diät machen, auch diejenigen nicht, die einige Pfunde zu viel auf den Rippen haben. Es werden zwar einige Veränderungen notwendig, um die Blutzuckerwerte wieder in den Griff zu bekommen, aber das ist mit ein wenig Übung und Geduld leicht zu schaffen.

Lebenserfahrung stärkt den Rücken

Sie haben es schon oft am eigenen Leib erfahren: Jeder neue Lebensabschnitt bringt Veränderungen mit sich, die – wie alles Neue – zunächst ein wenig Angst machen. Erinnern Sie sich, wie es war, als Sie ins Berufsleben eintraten? Oder als das erste Kind kommen sollte? An die vielen Befürchtungen und Hoffnungen, die Sie zunächst hatten? Und wie schnell es ging, dass Sie die neue Situation gemeistert hatten? Das Vertrauen darauf, neue Lebensabschnitte erfolgreich anzupacken, auch wenn man sich »das alles nicht so recht vorstellen kann«, das zeichnet Lebenserfahrung aus. Gegen die Herausforderungen, die Sie in der Vergangenheit bereits mit Bravour geschafft haben, ist das, was nun vor Ihnen liegt, leicht zu bewältigen: ein Leben mit Diabetes.

Machen Sie, was Sie wollen!

Diabetes stört nicht, tut nicht weh, und niemand sieht ihn. Viele Menschen wissen noch nicht einmal, dass ihre Blutzuckerwerte erhöht sind. Selbst eine Diabetesbehandlung steht Ihren Zielen nicht im Wege. Diabetiker können steile Karrieren machen, eine erfüllte Partnerschaft führen, um die Welt reisen, die Zugspitze besteigen, im Süden überwintern. Sie können ihren Kinderwunsch verwirklichen und sich ihre lang gehegten Träume erfüllen. Natürlich gibt es viele Zwänge und gute Gründe, die Menschen daran hindern, alle Träume zu realisieren. Aber Diabetes gehört definitiv nicht dazu. Und trotzdem sollten Sie ihn nicht ignorieren, sondern Ihre Blutzuckerwerte unbedingt im Auge behalten.

Auf Blutzuckerwerte achten

In der Vergangenheit sind Sie mit Ihrem Körper so umgegangen, als hätten Sie davon mehrere Exemplare und könnten ihn jederzeit austauschen. Aber Sie haben nur den einen – und der möchte pfleglich behandelt werden. Deshalb müssen Sie ihm jetzt dabei helfen, dass der Blutzuckerspiegel wieder ins Lot kommt, indem Sie regelmäßig Ihren Blutzucker messen und Ihre Medikamente einnehmen. Mit den heutigen Messgeräten ist das ein Kinderspiel, und selbst wenn Sie Insulin brauchen, wird es nicht mehr mit einer ekligen Spritze gespritzt, sondern mit schicken Pens verabreicht.
Zum Glück ist Ihr Körper nicht nachtragend, und schon für wenige Veränderungen werden Sie von ihm reichlich belohnt. Durch ein gesundheitsbewussteres Leben werden sich nicht nur Ihre Blutzuckerwerte verbessern, sondern auch andere Wünsche erfüllen: Sie werden wieder schlanker, beweglicher und fitter. Ihre neue Lebensweise wirkt sich außerdem nicht nur positiv auf die Gesundheit aus, sondern auf Ihr ganzes Lebensgefühl. Sie haben insgesamt mehr Schwung, Elan und Freude im Leben.

Babylon ist überall

Sich mithilfe der Sprache zu verständigen, ist recht schwierig. So manche Beziehung oder Freundschaft ist hieran schon gescheitert. Richtig verwirrend wird es jedoch, wenn sich Mediziner und Nicht-Mediziner miteinander verständigen wollen. Dann sind Missverständnisse vorprogrammiert. Für Ärzte ist es in der Regel leichter, medizinische Fachbegriffe zu benutzen, weil diese exakter sind als ihre Übersetzungen. Aber ein medizinischer Laie versteht sie nicht. Selbst jenseits der Fachwörter herrscht ein babylonisches Sprachgewirr, in dem Wörter die unterschiedlichsten Bedeutungen haben. Spricht ein Mediziner davon, dass er die Blutzuckerwerte einstellt, meint er etwas anderes als ein Unternehmen, das seine Produktion einstellt. Und der gut gemeinte ärztliche Rat, »gesundheitsbewusster zu leben«, ruft bei den meisten Menschen sofort die Schreckgespenster Diät und schweißtreibenden Sport wach. Das ist schade, denn auf seine Gesundheit zu achten, hat damit nichts zu tun, sondern mit Lebensfreude, einer neuen Attraktivität, einer langsamen Veränderung der Ernährungsgewohnheiten und lediglich ein wenig mehr Bewegung als bisher.

Krank, ohne krank zu sein

Auch die Wörter »Krankheit« und »krank« bedeuten in der Umgangssprache etwas anderes als im medizinischen Sprachgebrauch. Für Mediziner ist Krankheit, so im »Medizinischen Wörterbuch« nachzulesen, »eine Störung der Lebensvorgänge in Organen oder im gesamten Organismus mit der Folge von subjektiv empfundenen bzw. objektiv feststellbaren körperlichen, geistigen bzw. seelischen Veränderungen«. Für einen Nicht-Mediziner ist man krank, wenn man Symptome wie Fieber oder Schmerzen hat, sich schlecht fühlt und nicht mehr zur Arbeit gehen kann. Und so fragt sich mancher Diabetiker, der sich selbst vollkommen gesund fühlt, ob er nun gesund oder krank ist – oder erst krank werden wird, wenn seine Blutzuckerwerte nicht richtig eingestellt sind.

Ärzte behandeln eine Krankheit

Im Sprachgebrauch von Medizinern und Krankenkassen ist Typ-2-Diabetes eine Krankheit. Und das ist auch sinnvoll, denn sonst würden die Krankenkassen die Behandlungskosten nicht übernehmen. Durch die Ergebnisse vieler wissenschaftlicher Studien wissen Mediziner, dass Typ-2-Diabetes behandelt werden muss, weil ein zu hoher Blutzuckerspiegel im Körper verheerende Schäden anrichten kann. Diese reichen vom Schlaganfall bis hin zur Erblindung und werden von Medizinern als »diabetesbedingte Folgeerkrankungen« bezeichnet. Diese möchte jeder Arzt einem Diabetiker ersparen. Deshalb schildern viele Ärzte ihren Patienten in den düstersten Farben, was passiert, wenn sie sich nicht an die ärztlichen Anordnungen halten. Damit wollen sie ihren Patienten keine Angst einjagen, sondern ihnen großes Leid ersparen. Sie haben dabei allerdings hauptsächlich die »Erkrankung«

MIT DIABETES IST NICHT ZU SPASSEN

WICHTIG!

Nach einer großen Diabetesstudie treten diabetesbedingte Folgeerkrankungen immer noch sehr häufig auf. In Deutschland bedeutet dies jeden Tag rund:

- 121 Schlaganfälle
- 77 Amputationen
- 74 Herzinfarkte
- 22 Dialysefälle
- 17 Neuerblindungen

Diabetes und die Blutzuckerwerte im Visier, nicht das Leben eines Diabetikers. Ärzte wissen: Ständig erhöhte Blutzuckerwerte können Erkrankungen verursachen, die zum Tod oder lebenslanger Behinderung führen. Sie wissen auch: Mit der richtigen Behandlung und ein wenig Engagement der Betroffenen können diese schweren Folgeerkrankungen verhindert werden. Gleichzeitig kennen sie die Grenzen der Medizin und wissen, dass ohne die aktive Mitarbeit eines Diabetikers alle medizinische Kunst vergeblich ist.

Menschen leben mit Diabetes

Aus Ihrer Sicht sieht die Sache natürlich anders aus. Für Sie ist Diabetes kein losgelöstes medizinisches Problem, sondern ein neuer Bestandteil Ihres Lebens. Und Sie erleben täglich etwas ganz anderes als das, was Mediziner aus ihrer Sicht sehen. Sie sind nicht krank, weil Sie sich nicht krank fühlen.
Niemand möchte krank sein. Schon das Wort »krank« ist negativ. Noch schlimmer ist der Begriff »chronisch krank«. Wer chronisch krank ist, ist den Rest seines Lebens durch die Erkrankung behindert, so die allgemeine Vorstellung.
Zum Glück fühlen Sie sich gesund. Sie sind weder bettlägerig noch in Ihrem Leben eingeschränkt. Deshalb fällt es oft so schwer, zu verstehen, warum man sich anders ernähren und mehr bewegen soll, obwohl sich scheinbar nichts geändert hat – und wenn Sie sich ein dickes Stück Kuchen gönnen, haben Sie keine Beschwerden. Gleichzeitig ist es schwer, seinen Mitmenschen zu erklären, dass man chronisch krank und gleichzeitig gesund ist.

Eingeschränkte Gesundheit

Eine gute Lösung für diese Probleme haben Diabetes-Experten gefunden. Sie sagen, dass Typ-2-Diabetiker nicht krank sind, sondern eine »eingeschränkte Gesundheit« haben. Denn Diabetiker sind, solange sie keine Folgeerkrankungen haben, gesund. Aber eben mit der Einschränkung, dass das Zusammenspiel einiger Bio-Programme nicht mehr richtig funktioniert und dadurch der Blutzuckerspiegel dauerhaft zu hoch ist. Durch diese begrenzte Einschränkung in ihrer Gesundheit müssen Diabetiker auf manche Dinge mehr achten als Menschen, die diese Einschränkung nicht haben. Ansonsten können sie jedoch das gleiche Leben führen wie jeder vollkommen gesunde Mensch.

WIE KOMMT ES ZUR EINSCHRÄNKUNG?

Um Typ-2-Diabetes zu bekommen, mussten – so der heutige Stand der Wissenschaft – im Wesentlichen drei Punkte in unglücklicher Weise zusammenkommen:

1. Sie haben sich die falschen Eltern ausgesucht (daran kann man nichts ändern).
2. Sie haben zu viel von den falschen Sachen gegessen (das können Sie ändern).
3. Sie haben sich viel zu wenig bewegt (das können Sie ganz leicht verändern).

EMPFINDLICHE MENSCHEN SOLLTEN AUF SICH ACHTEN

Viele Studien zeigen, dass das Risiko Typ-2-Diabetes zu bekommen deutlich ansteigt, wenn ein Elternteil oder beide Typ-2-Diabetiker sind. Jedoch wird nicht der Diabetes selbst vererbt, sondern vielmehr eine besondere »Empfindlichkeit« dafür, ihn zu bekommen.

Dies lässt sich sehr gut mit den Hautschäden eines Sonnenbrands vergleichen. Nicht der Sonnenbrand wird vererbt, sondern die Fähigkeit der Haut, auf hautschädigende Sonnenstrahlen zu reagieren. Menschen, die eine helle Haut vererbt bekamen, neigen dazu, schneller einen Sonnenbrand zu bekommen als dunkelhäutige Menschen. Sie reagieren auf die Schädigung empfindlicher und müssen deshalb etwas mehr darauf achten, dass sie sich nicht zu lange einer intensiven Sonnenbestrahlung aussetzen.

DIE »SONNENSTRAHLEN DES DIABETES«

Die ererbte »Empfindlichkeit« oder genetische Prädisposition, wie Mediziner es nennen, macht noch keinen Diabetes. Genauso wenig wie eine helle Haut einen Sonnenbrand verursacht. Aber eine genetische Prädisposition macht anfälliger für schädigende Risikofaktoren, lässt die Empfindlichen schneller krank werden. Die »Sonnenstrahlen des Diabetes« sind nicht UV-Strahlen, sondern jahrelange falsche Ernährung und Bewegungsmangel. Diese können bei jedem Menschen zu Typ-2-Diabetes führen, da sie die Bio-Programme des Körpers empfindlich stören. Bei Menschen mit einer ererbten Empfindlichkeit für Diabetes ist jedoch die Erkrankungswahrscheinlichkeit deutlich höher als bei Menschen, die diese Empfindlichkeit nicht besitzen.

Doch niemand muss Typ-2-Diabetes bekommen oder sich mit ihm abfinden. Denn auch nach der Diagnose ist es noch nicht zu spät, das Ruder herumzuwerfen.

Nichts geht ohne Bio-Programme

Man sieht ihn nicht, man spürt ihn nicht: den Typ-2-Diabetes. Und trotzdem ist er da. Ärzte nennen ihn eine Stoffwechselstörung. Wer das verstehen möchte, der muss sich auf die kleinste Ebene unseres Körpers begeben, auf die Ebene der Zellen und biologischen Programme, die alle Zell- und Körperfunktionen regeln – und die auch dafür zuständig sind, dass jede Zelle zu jeder Zeit versorgt ist.

Ohne Bio-Programme könnten Menschen nicht leben. Denn in ihrem Körper wird rund um die Uhr hart gearbeitet, und die Bio-Programme sorgen ganz ohne ihr Zutun dafür, dass alles reibungslos funktioniert. Müssten wir das hochkomplizierte Zusammenspiel von Zellen, Zellverbänden, Hormonen, Botenstoffen, Sauerstoffzufuhr und Nährstofftransport gedanklich steuern, wären wir vollkommen überfordert. Wir müssten beispielsweise die Verdauung regeln, gleichzeitig auf die Zellerneuerung achten und Muskelzellen für Bewegungen koordinieren. Doch zum Glück nimmt uns die Natur diese höchst komplizierte Arbeit ab.

Leider sind Bio-Programme kein bisschen flexibel und selbst mit dem stärksten Willen nicht zu beeinflussen. Seit Jahrtausenden wurden sie fast unverändert

INFO

MILLIONEN SIND BETROFFEN

Mit Typ-2-Diabetes leben viele Menschen. Rund 6,5 Millionen sind in ärztlicher Behandlung. Geschätzt wird, dass die Dunkelziffer ungefähr genauso hoch ist. Während man früher glaubte, dass Typ-2-Diabetes nur bei älteren Menschen auftritt, und man deshalb auch von »Altersdiabetes« sprach, weiß man es heute besser. Immer mehr Kinder und Jugendliche sowie jüngere Erwachsene haben Typ-2-Diabetes.

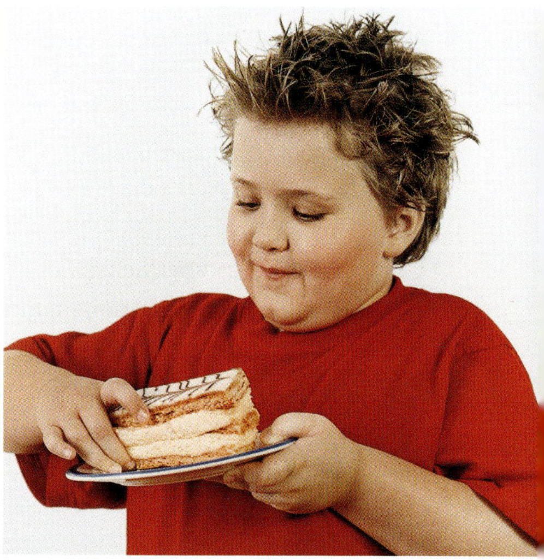

von Generation zu Generation vererbt. Genau dies macht heute vielen Menschen große Probleme. Sie haben Übergewicht und Diabetes, weil viele Programme ausschließlich nach dem Schema einer guten Hausfrau arbeiten: einteilen, sparen und haushalten. Denn eine Aufgabe der Bio-Programme ist es, dafür zu sorgen, dass Sie jederzeit genügend Energie zur Verfügung haben, um sich lang und ausdauernd bewegen, vor Gefahr fliehen oder ganze Felder umgraben zu können. Diese Bio-Programme nehmen keinerlei Rücksicht darauf, dass Sie schön schlank bleiben wollen, keine Hungerzeiten mehr kennen und dass harte körperliche Arbeit der Vergangenheit angehört, weil heute fast alles von Maschinen erledigt wird.

Nahrungsenergie wird zu Muskelkraft

Seit Beginn der Menschheit und über alle Länder und Kulturen hinweg macht der Körper aus der Energie, die sich in der Nahrung befindet, Bewegungsenergie. Allerdings kommen bei den Zellen weder der gebratene Bär, den unsere Urahnen aßen, noch die Robbe der Eskimos oder die Pommes aus Ihrer Mittagspause an, sondern deren allerkleinste Bestandteile. Dafür sorgen die immer gleichen Verdauungsprogramme – und der Stoffwechsel ist dafür zuständig, dass alle Kleinstteile ordentlich verarbeitet werden. Weil bei der Zellversorgung leider nicht der Spruch gilt: »Je mehr, je besser«, sondern: »Allzu viel ist ungesund«, haben Sie mit diesen uralten Bio-Programmen, die seit Jahrtausenden das Überleben der Gattung Mensch sicherten, ein Problem bekommen. Ein Problem, das sich heute zum Glück recht gut lösen lässt, weil wir dank moderner Forschung ziemlich genau wissen, was sich im Körper abspielt und wie die Bio-Programme wieder ins Lot gebracht werden können.

INFO: NAHRUNG IST WELTWEIT GLEICH

Über Geschmack lässt sich bekanntlich wunderbar streiten, aber nicht über die Zusammensetzung unserer Nahrung: Alle Genüsse dieser Welt sind in ganz spezifischer Weise aus Kohlenhydraten, Fetten, Eiweißen, Ballaststoffen, Vitaminen, Mineralien und Spurenelementen zusammengesetzt. Sie sind die Bausteine des Lebens und kommen lediglich in unterschiedlichen Kombinationen auf den Tisch.

Die kleinsten Kraftwerke der Welt

Die Fähigkeit, sich zu bewegen, ist für Menschen so elementar und überlebensnotwendig, dass viele Bio-Programme ausschließlich darauf spezialisiert sind, Sie mit Bewegungsenergie zu versorgen – damit Sie sich die Schuhe anziehen, blinzeln, schreiben, essen, sprechen, arbeiten, tanzen und lachen können. Die Energie, die Sie hierfür brauchen, wird in Millionen kleinster Muskelzellen hergestellt, die sich zu Zellverbänden, Muskeln und Muskelgruppen zusammenschließen.
Jede Muskelzelle ist eine kleine, in sich geschlossene Einheit. Umschlossen wird sie von einer Zellwand, in der sich zahlreiche Türchen (Rezeptoren und Kanäle) befinden. Durch Öffnen und Schließen dieser Türchen kann sie alles, was sie für ihren eigenen Bedarf und zur Herstellung von Muskelenergie braucht, in ihr Inneres lassen und Abfallstoffe entsorgen.
In einem kleinen »Kraftwerk«, Mitochondrium genannt, das sich im Zellkern der Zelle befindet, verheizt diese das »Brennmaterial« Glukose, Fett- und Aminosäuren mithilfe von Sauerstoff, den die roten Blutkörperchen heranschleppen, und stellt auf diese Weise aus der Nahrungsenergie Muskel- und Zellenergie her.

INFO

ALLE MENSCHEN SIND GLEICH

Essen und Trinken ist international, kennt weder Hautfarbe noch Rasse. Ohne Nahrung können die Zellen des Körpers nicht überleben. Entsprechend hat die Natur alle Menschen mit einem starken Hunger-Programm ausgestattet, das dafür sorgt, dass wir immer genügend Nahrung zu uns nehmen – und mit Bio-Programmen, die diese Nahrung so verarbeiten, dass alle Zellen des Körpers bestens versorgt sind. Daran hat sich seit Tausenden von Jahren nichts verändert.

Brennmaterial Nummer 1: Glukose

Mitochondrien sind in erster Linie Glukose-Kraftwerke, da ihr wichtigstes Brennmaterial die Glukose ist. Rund 80 Prozent der Glukose, die Sie über die Nahrung aufnehmen und die ins Blut gelangt, sind ausschließlich für die Muskelzellen bestimmt! Glukose ist in allen pflanzlichen Nahrungsmitteln enthalten. Sie ist der kleinste Bestandteil der Kohlenhydrate. Wir nehmen sie in Form von Obst, Gemüse, Kartoffeln, Reis oder Brot zu uns. Die Panade eines Schnitzels gehört genauso dazu wie

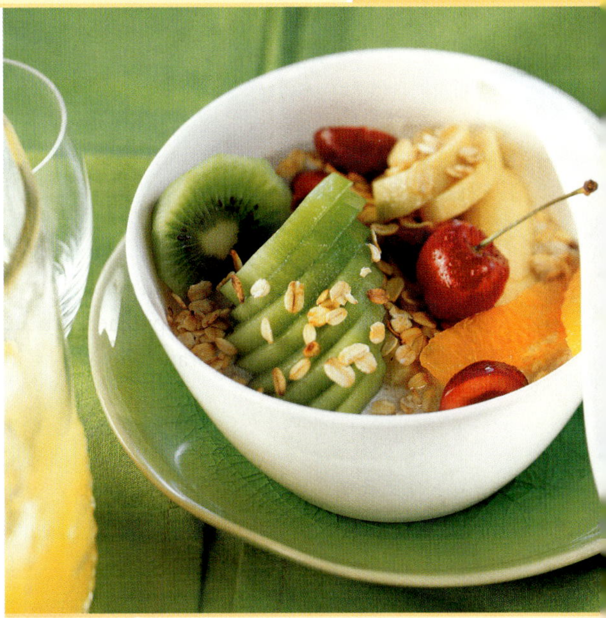

Ein Müsli mit frischen Früchten ist nicht nur lecker, sondern auch gesund.

Klöße und Apfelmus. Umgangssprachlich wird Glukose meist Zucker genannt. Das ist missverständlich, denn wer von Zucker spricht, denkt weder an Kartoffelchips noch an Salzbrezeln, Klöße oder Zwiebelkuchen, obwohl diese große Mengen Glukose enthalten. Besser wäre es deshalb, statt Zuckerkrankheit »Glukosekrankheit« zu sagen.

Kohlenhydratketten – je länger, je besser

Kohlenhydrate unterscheiden sich durch die Länge ihrer Glukoseketten. Und von der Länge dieser Ketten hängt es ab, wie schnell und hoch der Blutzuckerspiegel ansteigt – und damit auch, wie viel Insulin von den Insulinproduzenten, den Betazellen der Bauchspeicheldrüse, in die Blutbahn abgegeben werden muss.
Die in der Natur vorkommenden Kohlenhydrate in Obst, Gemüse und Körnern haben meist lange Glukoseketten. Diese halten gesund, machen fit und gute Laune. Denn bei langen Ketten können die im Dünndarm angesiedelten Enzyme die fest miteinander verbundenen Glukosemoleküle nur am Rand, wo die Verbindungen lockerer sind, abspalten. Entsprechend wird immer nur wenig Glukose frei und wandert nach und nach über einen längeren Zeitraum ins Blut. Der Blutzuckerspiegel steigt gemütlich und moderat an, und die Bauchspeicheldrüse muss nur wenig Insulin produzieren. Auch die Muskelzellen freuen sich, denn sie werden nicht überschwemmt, sondern schön gleichmäßig mit Glukose versorgt.
Alles wäre also wunderbar, wenn die Menschen nicht auf die Idee gekommen wären, ihre pflanzliche Nahrung mithilfe von Maschinen in Glukose-Konzentrat zu verwandeln, indem sie die langen Glukoseketten in winzige Bruchstücke zerhacken wie etwa bei Weißmehl und Haushaltszucker.

»Vorverdaute« Kohlenhydrate

Gefahr droht dem Körper nämlich nicht von langen Glukoseketten, sondern von Lebensmitteln, bei denen diese Ketten durch die industrielle Verarbeitung in kurze Glukoseketten oder gar einzelne Glukosemoleküle zerstückelt wurden. Denn leider erkennt der Körper die Risiken nicht, die ihm von der »vorverdauten« Nahrung drohen, sondern er verarbeitet sie in gleicher Weise wie lange Ketten. Kurze Glukoseketten werden von den Enzymen aber zu schnell in einzelne Glukosemoleküle zerlegt, sodass in kurzer Zeit sehr viel Glukose ins Blut wandert. Der schnelle, hohe Blutzuckeranstieg wirkt sich wie ein Dominoeffekt auf alle anschließenden Programme aus und peitscht auch diese in die Höhe. Damit kann eine hohe Glukosekonzentration schnell und gut aus dem Blut entfernt und der Körper vor Schäden geschützt werden. Wird aber das, was für den Notfall gedacht ist, zum Normalfall, werden mit der Zeit alle Systeme überfordert und fallen wie ein Auto, das ständig hochtourig gefahren wird, eines Tages aus.

Gut versorgt und stets gerüstet

So sieht der Normalfall aus, wenn Sie lange Glukoseketten zu sich nehmen, zum Beispiel in Form eines Apfels: Nachdem der Apfel den Magen passiert hat, kommt er fein säuberlich zerkleinert im Dünndarm an. Hier warten schon die Aufspaltenzyme auf ihn. Sie zerlegen seine langen Glukoseketten in einzelne Glukosemoleküle, weil nur diese durch die engen Durchgänge der Darmwand ins Blut schlüpfen können. Hochempfindliche hormonelle Zuckersensoren, so genannte Inkretine, melden an die Betazellen der Bauchspeicheldrüse, wie viel Glukose durch die Darmwand ins Blut gelangt ist, damit diese eine entsprechende Menge Insulin produzieren. Denn die Aufgabe des Insulins ist es, dafür zu sorgen, dass jede erhöhte Glukosekonzentration im Blut schnell wieder auf Normalniveau sinkt, damit sie keine Schäden im Körper anrichten kann.
In erster Linie versucht das Insulin, Glukose bei den Muskelzellen unterzubringen. Wie eine Vertreterkolonne strömt es durchs Blut und klopft bei allen Muskelzellen an, um nachzufragen, ob sie Glukose benötigen. Zellen, deren Vorräte aufgebraucht sind, öffnen ihre Zuckertürchen und lassen Glukose ins Zellinnere. Sind ihre Vorratslager voll, schließen sie ihre Türchen und arbeiten die Vorräte nach und nach ab.

Speichern für später

Sind auf diese Weise alle Muskelzellen versorgt und ist noch überschüssige Glukose im Blut, wird Insulin seinem Ruf als Speicherhormon gerecht: Es bunkert alle Glukosemoleküle, die im Moment nicht gebraucht werden, in Fettzellen sowie als Glykogen in Muskulatur und Leber – als Reserve für Notzeiten.
Sobald der Blutzuckerspiegel wieder gesunken ist, hören die Betazellen der Bauchspeicheldrüse auf zu arbeiten, und der Insulinspiegel fällt ab. Davon bekommen Sie Hunger und essen etwas – und das Spiel beginnt von vorn. Oder Sie schlafen gerade. Dann wird Glykogen von Glukagon, dem Gegenspieler des Insulins, wieder in Glukose zurückverwandelt und sorgt für einen ausreichend hohen Glukosespiegel, damit Sie sich im Schlaf bewegen und nett träumen können.

DER GLYKÄMISCHE INDEX

INFO

Seit 1981 gibt es den glykämischen Index. Entwickelt wurde er an Universität Toronto von der Forschergruppe um Prof. Dr. David Jenkins. Mit dem glykämischen Index hatten die Forscher erstmals eine Maßeinheit gefunden, die beschreibt, in welcher Geschwindigkeit und Höhe kohlenhydrathaltige Lebensmittel die Blutzuckerwerte ansteigen lassen. Von nun an konnten sie die Auswirkungen von kurzen und langen Glukoseketten auf den Blutzuckerspiegel vorhersagen und hatten damit einen Weg gefunden, die Diabetestherapie über die Ernährung zu verbessern.

- Als Ausgangswert nahmen Jenkins und seine Kollegen die Blutzuckerkurve von Traubenzucker, weil er aus einzelnen Glukosemolekülen besteht und am schnellsten ins Blut gelangt.
- Dann erfassten sie den Verlauf der Blutzuckerkurven aller anderen kohlenhydratreichen Lebensmittel und errechneten, wie viel Prozent deren Fläche von der Ausgangskurve ausmacht. Je höher der Prozentwert ist, desto schneller und konzentrierter gelangt Glukose ins Blut, je niedriger er ausfällt, desto länger sind die Glukoseketten, und desto günstiger ist das Lebensmittel für den Körper.
- Als Faustregel können Sie sich merken: Je weniger verarbeitet kohlenhydrathaltige Lebensmittel sind, umso niedriger ist der glykämische Index – und je niedriger der glykämische Index ist, umso mehr können Sie von dem Lebensmittel essen.

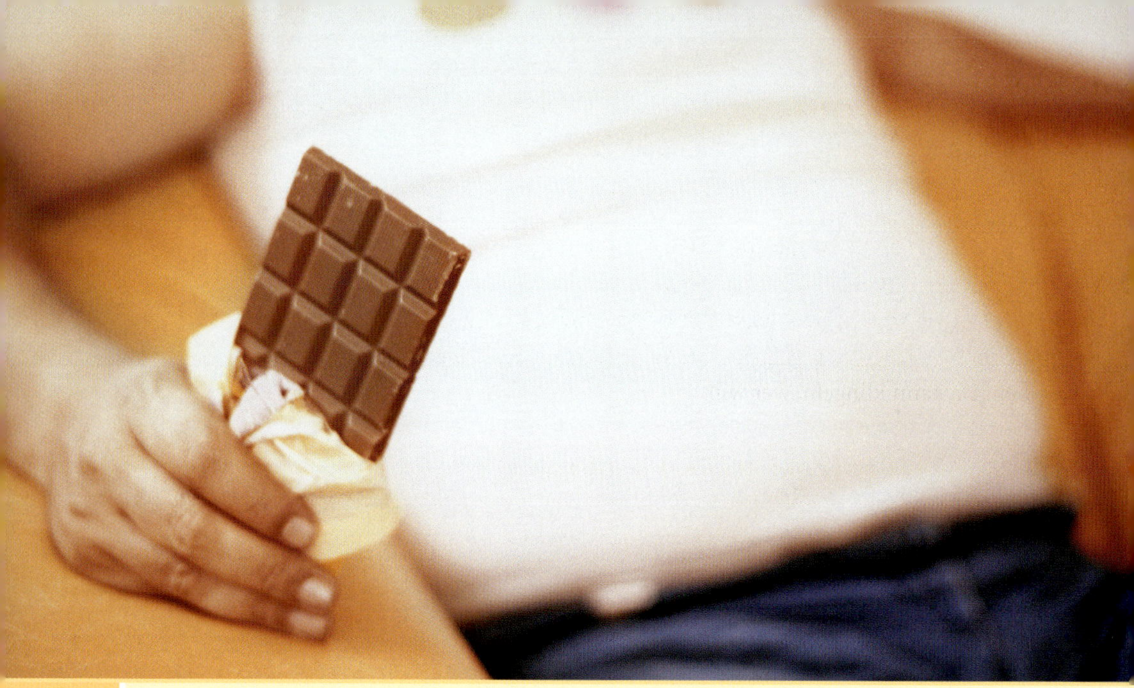

Missverhältnis von Angebot und Nachfrage

Was ist denn nun eigentlich so schlimm daran, wenn der Glukosespiegel immer schnell und hoch ansteigt? Schließlich brauchen die Muskelzellen Glukose für ihre Kraftwerke. Dramatisch ist nicht die Glukose selbst, sondern dass ständig zu viel von ihr im Blut vorhanden ist. Oder um es in der Sprache der Wirtschaft zu sagen: Das Verhältnis von Angebot und Nachfrage stimmt nicht mehr, daher ist der Markt zusammengebrochen.
Stellen Sie sich vor, Sie würden noch mit Kohle heizen und bekämen Ihre Kohle im Sommer geliefert. Der Kohlenlieferant kommt und schippt die Kohle, die sie brauchen, in Ihren Keller. Kaum ist er weg, und Sie wollen sich gemütlich zurücklehnen, steht ein weiterer Kohlenlaster vor der Tür. Na gut, sagen Sie sich, wenn ich gut staple, geht noch was in den Keller, schließlich weiß man ja nie, wie lang und hart der Winter wird. Ziemlich lustlos nehmen Sie ihm noch mehrere Säcke Kohle ab und quetschen sie in Ihren Keller. Doch kaum ist der

Laster abgefahren, kommt der nächste und hinter ihm der übernächste. Zunächst versuchen Sie noch zu erklären, dass Sie keine Kohle mehr unterbringen können – und auch in nächster Zeit keine brauchen, weil Sie im Sommer nicht heizen. Doch irgendwann sind Sie so genervt, dass Sie die Tür nicht mehr öffnen. Da kann klingeln, wer will.

Überangebot nervt Mensch und Muskelzelle

Genau wie es Ihnen mit der Kohle ergehen würde, so geht es der Muskelzelle mit der Glukose. Das Brennmaterial, das sie zur Herstellung von Zell- und Muskelenergie braucht, bekommt sie von den Insulin-Vertretern in zu großen Mengen und in zu kurzen Abständen geliefert. Ihre Vorratslager sind voll, und ihr Kraftwerk läuft auf Sparflamme, weil Sie sich nicht bewegen und deshalb keine Muskelenergie hergestellt werden muss. Um sich selbst zu schützen, bleibt der Muskelzelle nichts anderes übrig, als ihre Zuckertürchen so gut es geht verschlossen zu halten und auf das anklopfende Insulin nicht mehr zu reagieren. Da das Insulin nun keine Glukose mehr loswird, bleibt ihm nichts anderes übrig, als sie einzulagern – und dick zu machen. Werden nun noch kurze Glukoseketten zusammen mit Fett gegessen, nimmt man besonders schnell zu. Denn Insulin blockiert bei einem hohen Glukosespiegel nicht nur den Fettabbau, sondern lagert auch Glukose in Fettzellen ein. Gleichzeitig schleicht sich das Fett, weil es nicht gebraucht wird, am Glukoseüberangebot vorbei direkt in die Fettzellen.

WICHTIG!

FETT NICHT UNTERSCHÄTZEN

Kohlenhydrate werden meistens nicht isoliert, sondern in Kombination mit Fett gegessen, zum Beispiel als Torte, Wurstbrot, Pralinen oder Pommes frites. Fette sind reine Kalorienbomben. Während 1 Gramm Kohlenhydrate oder Eiweiß lediglich 4 Kilokalorien enthält, enthält 1 Gramm Fett 9 Kilokalorien.

Spitzenwerte schließen den Kreis

Selbst wenn alle Muskelzellen überversorgt sind und keine Glukose mehr abnehmen, bekommen Sie nach dem Genuss eines Tortenstücks oder einer Pizza schnell wieder Hunger. Woher das kommt, kann man heute gut erklären. So ist bewiesen, dass die Betazellen Insulin nicht speichern, sondern immer nach Bedarf herstellen. Damit die Betazellen wissen, wie viel Insulin sie produzieren müssen, muss die Glukose zunächst ins Blut gelangen und die Höhe des Ansturms von den Glukosesensoren an die Betazellen gemeldet werden. Erst dann können diese mit der Insulinproduktion beginnen. Deshalb steigt der Insulinspiegel immer etwas später als der Blutzuckerspiegel an.

Auch in umgekehrter Reihenfolge kommt es zu einer Zeitverschiebung. Zunächst muss die Glukosekonzentration wieder auf Normalwerte abfallen, damit die Sensoren melden können: Insulinproduktion einstellen. Jedoch ist bei einem hohen Insulinspiegel in der Übergangszeit noch zu viel Insulin im Blut. Dieses Insulin macht sich über die Glukose her, die für die Versorgung von Gehirn- und Nervenzellen notwendig ist. Dadurch entsteht eine kurzzeitige leichte Unterzuckerung (Hypoglykämie), und die Gehirnzellen geraten in arge Bedrängnis, weil sie ohne Brennmaterial nicht richtig arbeiten können. Das Resultat: Man fühlt sich schlapp, und die Konzentration sinkt auf den Nullpunkt. Spätestens jetzt wird gegessen, und zwar meist etwas Süßes, weil dadurch der Blutzuckerspiegel rasant ansteigt und man sich schnell wieder wohl fühlt. – Es entsteht ein Kreislauf, der als Notfallprogramm gedacht war und so zu einer dick und krank machenden Dauereinrichtung wird.

INFO

GLUKOSE IST GEHIRNNAHRUNG

Ohne Glukose können Sie nicht denken, denn Gehirn- und Nervenzellen sind ohne Glukose arbeitsunfähig. Im Gegensatz zu den Muskelzellen können sie Glukose aber nicht speichern, sondern bedienen sich immer direkt aus dem Blut. Deshalb muss immer eine Glukosekonzentration von mindestens 60 mg/dl im Blut sein. Sinkt sie unter diesen Wert, spricht man von einer Unterzuckerung (Hypoglykämie), die sich recht unangenehm bemerkbar macht und bis zur Ohnmacht führen kann.

So entsteht eine Insulinresistenz

Das Dauernotfallprogramm der hohen Insulinproduktion ging zunächst viele Jahre lang gut, obwohl die Muskelzellen vom ständigen Ansturm der Insulin-Vertreter so genervt wurden, dass sie ihre Zuckertürchen immer fester verrammelten und verkeilten. Ständig herrschte ein Glukoseüberangebot im Blut, das niemand wollte und niemand brauchte, weil Sie gemütlich auf dem Sofa saßen. Trotz des Überangebots kam immer noch mehr Glukose dazu, und unentwegt waren riesige Insulintrupps damit beschäftigt, die Glukose irgendwie aus dem Blut zu entfernen. Die Fettzellen wuchsen an, und überall in der Muskulatur und in der Leber bildeten sich große Glykogen-Lager. Der Zeiger Ihrer Waage wanderte langsam und stetig nach oben. Ihre Fettpölsterchen wurden immer größer und produzierten immer mehr freie Fettsäuren, die gemeinsam mit den vielen Insulin-Vertretern die Muskelzellen so lange torpedierten, bis sie eines Tages nicht mehr auf Insulin reagierten. Dies wird in der medizinischen Fachsprache Insulinresistenz genannt.

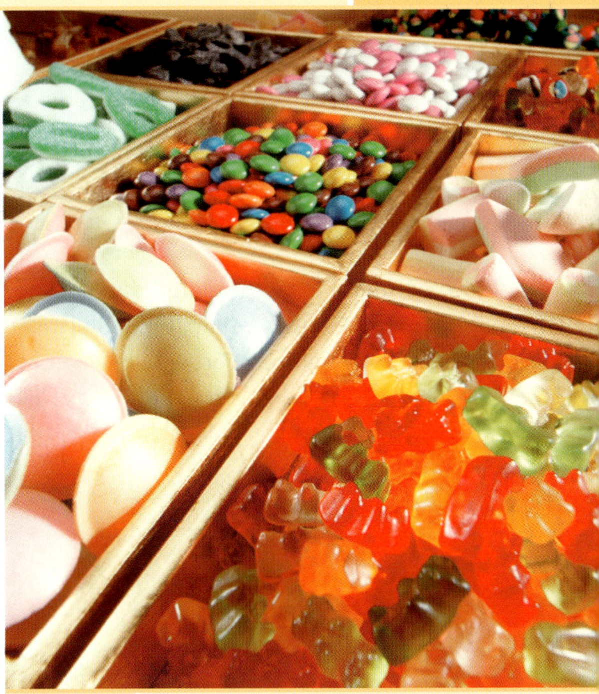

Süßigkeiten lassen den Insulinspiegel steil ansteigen – und schnell wieder absacken.

Das Chaos nimmt seinen Lauf

Die Insulinresistenz hat für die Muskelzellen einen ganz beträchtlichen Nachteil: Es gelangt zu wenig Glukose ins Zellinnere. Sie gelangt selbst dann nur schlecht hinein, wenn den Zellen der Glukosevorrat ausgeht und sie dringend Nachschub brauchen. Mitten im Glukose-Überangebot müssten die Zellen also verhungern, und Sie könnten sich kaum noch bewegen.

Damit dies nicht geschieht, hat der Körper einen Trick entwickelt: Er durchbricht die Insulinresistenz der Muskelzellen mit einem Energiesparprogramm, indem er einfach so tut, als würden Sie sich lange und ausdauernd bewegen. Statt Glukose wird nun hochkonzentrierte Nahrungsenergie, das Fett, in den Kraftwerken der Muskelzellen verheizt, um Bewegungs- und Zellenergie herzustellen. Dies ist jedoch fatal für Ihre Gesundheit und Figur, wenn Sie weiterhin fettreich essen und in Bewegungslosigkeit verharren: Sie mästen sich wie eine Weihnachtsgans. Ihr Fettstoffwechsel gerät immer mehr aus dem Gleis, und das

Risiko für Arteriosklerose, Herzinfarkt oder Schlaganfall steigt weiter an. Doch damit nicht genug: Gleichzeitig wird an die Betazellen gemeldet, dass sie noch mehr Insulin produzieren müssen, woraufhin sie ihre Produktionskapazität bis weit über ihre Belastungsgrenze nach oben fahren. Sie leisten Schwerstarbeit, um unermüdlich riesige Mengen an Insulin herzustellen. Es entsteht ein Insulinüberschuss (Hyperinsulinämie). Mit vereinten Kräften gelingt es den Insulin-Vertretern schließlich, die Zuckertürchen der Zellen erneut zu öffnen und Glukose in die Zellen zu schleusen, damit diese wieder Glukose verbrennen können.

Die Betazellen gehen vor Überanstrengung kaputt

Über Jahre hinweg Höchstleistungen erbringen zu müssen, geht an den Betazellen nicht spurlos vorbei. Zwar gelingt es einigen Zellen, lebenslang Insulin zu produzieren, doch immer mehr Zellen machen schlapp, können kein Insulin mehr herstellen oder schaffen die Höchstleistung nicht mehr. Es kommt, was kommen muss: Eines Tages können die Betazellen auf den Anstieg des Blutzuckerspiegels nicht mehr ausreichend reagieren.
Da nun zu wenig Insulin vorhanden ist, vagabundiert Glukose ungenutzt im Blut herum, kann weder in die Zellen gelangen noch gespeichert werden. Zwar wird ein Teil über die Niere ausgeschieden. Weil die Nierenschwelle mit 180 mg/dl jedoch recht hoch ist, bleibt ein großer Glukoseanteil im Blut, kann sich ungehindert überall ablagern und Schäden anrichten. Mediziner sagen: »Ein Typ-2-Diabetes hat sich manifestiert.« Der Laie sagt: »Ich habe Zucker.«

WICHTIG !

FETTSTOFFWECHSELSTÖRUNG

Insulinresistente Menschen und Diabetiker haben meist eine charakteristische Fettstoffwechselstörung: Die Triglyzeridwerte und LDL-Cholesterin sind erhöht, HDL-Cholesterin ist zu niedrig. Dadurch befindet sich nicht nur zu viel Glukose, sondern auch zu viel Fett im Blut. Weil sich LDL-Cholesterin in den Arterienwänden einlagern und diese zuwachsen lassen kann, ist es für Diabetiker besonders wichtig, auf eine fettarme Ernährung zu achten und sich ausreichend zu bewegen, um einer Arteriosklerose vorzubeugen. Sind die Werte jedoch schon sehr hoch, wird sich eine medikamentöse Behandlung zur Senkung des LDL-Cholesterins nicht vermeiden lassen.

ZUSAMMENHÄNGE VERSTEHEN

Worin besteht der Unterschied zwischen Typ-1- und Typ-2-Diabetes?

Typ-1-Diabetes entsteht durch Insulinmangel, weil die Betazellen der Bauchspeicheldrüse durch körpereigene Antikörper zerstört werden. Deshalb spricht man auch von einer Autoimmunerkrankung.

Typ-2-Diabetes entsteht durch das unglückliche Zusammentreffen folgender Faktoren: genetische Prädisposition, falsche Ernährung und Bewegungsmangel. Über die Stationen Insulinresistenz und Hyperinsulinämie kommt es zum Typ-2-Diabetes.

Gelegentlich tritt Diabetes bei Frauen während der Schwangerschaft auf (Gestationsdiabetes). In der Regel normalisieren sich die Blutzuckerwerte nach der Geburt wieder. Doch es bleibt ein erhöhtes Risiko, im Alter Typ-2-Diabetes zu bekommen.

Was versteht man unter einem HbA_{1C}-Wert?

Im menschlichen Körper sind die roten Blutkörperchen mit ihrem Blutfarbstoff Hämoglobin für den Sauerstofftransport zuständig. Hämoglobin verbindet sich aber auch zu einem gewissen Anteil mit Glukose und heißt dann Hämoglobin A_{1C}, abgekürzt HbA_{1C}. Steigt nun der Blutzuckerspiegel an, steigt auch der Anteil des Hämoglobins, das Glukose an sich gebunden hat. Dies kann an erhöhten HbA_{1C}-Werten abgelesen werden. Da rote Blutkörperchen rund 120 Tage im Körper zirkulieren, bevor sie durch neue ersetzt werden, zeigt der HbA_{1C}-Wert zuverlässig an, wie hoch die Glukosekonzentration im Blut in den letzten drei Monaten war. Das »Blutzucker-Gedächtnis« ist unbestechlich! Nach neuesten Erkenntnissen sollte der HbA_{1C}-Wert unter 7, am besten bei 6,5 Prozent liegen.

Was hat eine Insulinresistenz mit dem Fettstoffwechsel zu tun?

Fettgewebe produziert Fettsäuren und die Hormone Leptin und Resistin. Insulinresistenz tritt nicht nur an den Muskelzellen, sondern auch an den Fettzellen auf, wodurch die Lipolyse (Fettspaltung) gesteigert wird, also die Trennung von Blutfetten (Triglyzeriden) in Glyzerin und freie Fettsäuren. Viel zu viele freie Fettsäuren gelangen dadurch ins Blut und regen die Leber an, Glukose freizusetzen. Gleichzeitig steigen das »böse« LDL-Cholesterin und die Triglyzeridwerte an. Dies wird als Dislipoproteinämie bezeichnet und ist ein wesentlicher Risikofaktor für Arteriosklerose.

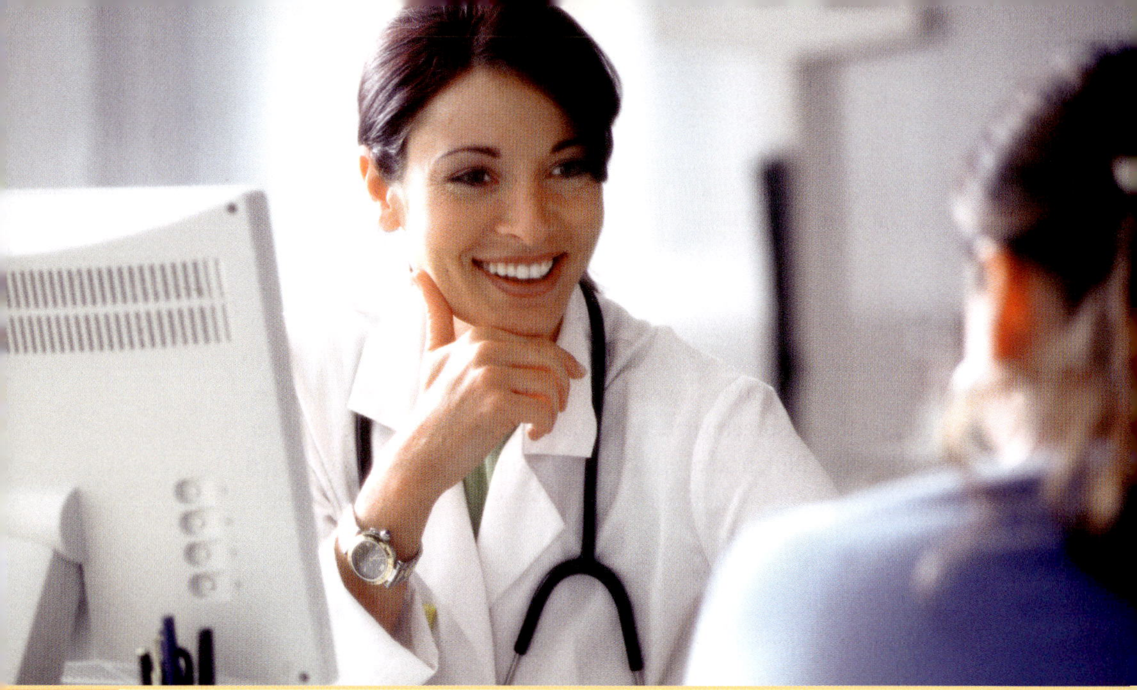

Diabetes sicher im Griff

Bei genauer Betrachtung sieht es in Ihrem Körper nicht gerade harmonisch aus. Ziemlich viele Bio-Programme sind durch jahrelangen regelmäßigen Genuss von Snacks, Kuchen, Pizza, durch ausgiebiges Sofasitzen, Autofahren und stundenlange Schreibtischarbeit durcheinander geraten.
Zum Glück ist es heute jedoch möglich, dieses ganze Durcheinander wieder in den Griff zu bekommen. Viele Diabetiker können sogar wieder ganz gesund werden. Denn ihre Bio-Programme sind zwar gestört, aber nicht zerstört. Doch dazu müssen alle an einem Strang ziehen, ihre Fähigkeiten und ihr Können in eine Waagschale werfen: Sie selbst, Ihr Arzt mit seinem medizinischen Wissen sowie ein kompetentes Diabetesteam, das Ihnen mit Rat und Tat zur Seite steht. Allerdings sollten Sie sich von Anfang an darüber im Klaren sein: Den größten Teil der Behandlung müssen Sie selbst leisten. Diese Verantwortung kann Ihnen niemand abnehmen, selbst der beste Arzt nicht.

Hilfe vom Fachmann

Sie sind der Bauherr Ihres jetzigen und zukünftigen Lebens, der alle nötige Hilfe und das beste Handwerkszeug zur Verfügung gestellt bekommt. Ihr Arzt wird Ihnen ständig mit all seinem Fachwissen zur Seite stehen. Er überwacht die Therapie und ist Ihr Ansprechpartner für alle medizinischen Fragen. Nur er kann den Verlauf der Blutzuckerwerte medizinisch richtig einschätzen und die Medikamente darauf abstimmen. Aber Sie können Ihren Körper nicht zur Reparatur bei ihm abgeben. Sie haben nur den einen, und den brauchen Sie jeden Tag. Deshalb müssen Sie selbst die tägliche Therapie – wie Blutzuckermessung und Medikamenteneinnahme – durchführen. Und je besser Sie mit Ihrem Arzt zusammenarbeiten, je vertrauensvoller und ehrlicher Sie miteinander umgehen, umso besser und wirkungsvoller kann Ihr Arzt Sie unterstützen.

Die Diabetikerschulung

Ihr Arzt wird Ihnen raten, an einer Diabetikerschulung teilzunehmen. Diesen Rat sollten Sie unbedingt beherzigen! Dort lernen Sie unter der fachkundigen Anleitung von Diabetesberaterinnen oder speziell geschulten Arzthelferinnen, wie Sie Blutzucker-Messgeräte und Pens richtig anwenden. Und Sie erfahren viel darüber, wie Sie mit Diabetes umgehen können und sollten. Während ein Arzt manchmal nicht die Zeit hat, Ihre Fragen ausführlich zu beantworten, steht in der Diabetikerschulung hierfür genügend Zeit zur Verfügung. Sie erfahren dort auch, ob es in Ihrer Nähe Selbsthilfegruppen gibt, und können sensible Themen wie Diabetes und Partnerschaft besprechen. Zudem sind solche Schulungen wahre Fundgruben für Informationen und bieten eine gute Gelegenheit, sich mit anderen Diabetikern auszutauschen.

Die Welt der Blutzucker-Messgeräte

Ein wichtiges Handwerkszeug, das Sie als Bauherr für Ihr Leben mit Diabetes brauchen, ist ein Blutzucker-Messgerät, das zu Ihnen passt.

- Bei einfacheren Geräten ohne elektronische Speicherfunktion benötigen Sie zusätzlich ein Blutzucker-Tagebuch, in das Sie die gemessenen Werte eintragen, um sie beim nächsten Arztbesuch mit dem Arzt zu besprechen.

- Bequem sind Messgeräte, die viele Blutzucker-Messwerte mit Datum und Uhrzeit speichern, damit Sie nur noch messen müssen. Solche Geräte verfügen oft über einen PC-Anschluss, sodass die Daten schnell und einfach in den Computer des Arztes eingespielt und ausgewertet werden können.
- Für diejenigen, die gerne mit einem Computer umgehen und sich ihre Blutzuckerwerte auch als Grafik anschauen wollen, gibt es Messgeräte samt den dazugehörigen Software-Programmen. Relativ einfach kann man damit die Verlaufskurve der Werte über längere Zeiträume am Computerbildschirm betrachten. Allerdings ersetzt die Eigenanalyse niemals die medizinische Auswertung des Arztes, sondern sollte lediglich als Denkanstoß für sich selbst und Diskussionsgrundlage für das Gespräch mit dem Arzt verstanden werden.

INFO

ANTIDIABETIKA UNTERSTÜTZEN

Unser Körper ist ein wahres Wunderwerk, in dem Tausende von Einzelvorgängen perfekt aufeinander abgestimmt sind. Trotz hochmoderner Forschungsmethoden ist es bisher nicht gelungen, dieses hochkomplizierte Zusammenspiel vollständig zu verstehen oder gar zu kopieren. Deshalb gibt es keine Antidiabetika, die die Leistungen des Körpers ersetzen können. Medikamente können die Bio-Programme lediglich unterstützen:

- **Metformin** bremst die Zuckerfreisetzung aus der Leber und verbessert die Insulinwirkung am Muskel.
- **Acarbose und Miglitol** werden zu den Mahlzeiten eingenommen und führen zu einer verzögerten Kohlenhydratverdauung. Dadurch steigt der Blutzuckerspiegel nach den Mahlzeiten nicht so schnell und hoch an.
- **Sulfonylharnstoffe** regen die noch funktionierenden Beta-Zellen der Bauchspeicheldrüse zur verstärkten Insulinproduktion an. Sie wirken über viele Stunden.
- **Thiazolidindione** (Glitazone) werden auch als Insulinsensitizer bezeichnet, weil ihre Wirkung darin besteht, die Zellen wieder für Insulin empfindlicher zu machen.
- **Glinide** (Repaglinid, Nateglinid) sind eine ganz neue Substanzgruppe, die die Insulinausschüttung der Betazellen nur dann anregt, wenn die Glukosekonzentration ansteigt. Im Gegensatz zu Sulfonylharnstoffen wirken sie nur wenige Stunden.
- **Insulin** wird dann eingesetzt, wenn die Betazellen schon so erschöpft sind, dass sie nicht mehr genügend oder kein Insulin mehr produzieren können.

Packen Sie das Übel an der Wurzel

So gerüstet und mit einem fachkundigen, engagierten Team an Ihrer Seite können Sie nicht nur Ihre Blutzuckerwerte gut kontrollieren, sondern vor allem Ihre Bio-Programme dabei unterstützen, wieder ins Lot zu kommen. Denn leider reicht es nicht aus, einfach eine Pille zu nehmen. Mit einer medikamentösen Behandlung allein werden sich Ihre Blutzuckerwerte mit der Zeit verschlechtern, weil die Insulinproduktion des Körpers weiter nachlässt – auch wenn dies deutlich langsamer geht als ohne Medikamente.
Es gibt letztlich nur die eine Möglichkeit, Typ-2-Diabetes sicher in den Griff zu bekommen und wieder gesünder zu werden:

- Das Überangebot an Glukose im Blut muss reduziert werden, damit das Verhältnis von Angebot und Nachfrage wieder ins Gleichgewicht kommt.

Die Strategie eines guten Gesundheitsunternehmens

Die Wirtschaft macht es uns vor: Wenn der Markt gesättigt ist und der Absatz stagniert, muss das Angebot reduziert und der Verkauf angekurbelt werden, um den Umsatz zu steigern. Exakt die gleiche Vorgehensweise funktioniert auch bei Schwierigkeiten im Glukoseabsatz. Deshalb sollten Sie bei Ihren Kunden, den Muskelzellen

1. das Angebot reduzieren, indem Sie sich so ernähren, dass Ihr Blutzuckerspiegel nicht ständig in Schwindel erregende Höhen saust, sondern möglichst niedrig bleibt, und
2. die Nachfrage steigern. Das geht nur, wenn die Muskelzellen Nahrungsenergie verbrennen, damit sie Glukosenachschub brauchen. Dazu müssen Sie keine Werbekampagnen starten, sondern sich einfach nur bewegen.

Weder der beste Arzt noch das engagierteste Diabetesteam können Ihnen diese unternehmerische Vorgehensweise abnehmen. Das Schöne ist: Sie ganz allein profitieren davon, wenn Sie das »Unternehmen Körper« wieder flott bekommen, indem Sie das Übel an seinen beiden Wurzeln packen. Und der Gewinn ist unbezahlbar: Sie können wieder gesund werden und mit einem Körper leben, in dem Sie sich rundum wohl fühlen, mit dem Sie voll neuem Elan und strahlender Attraktivität durchs Leben gehen. Ein Leben, das Sie genussvoll mit anderen Menschen teilen können.

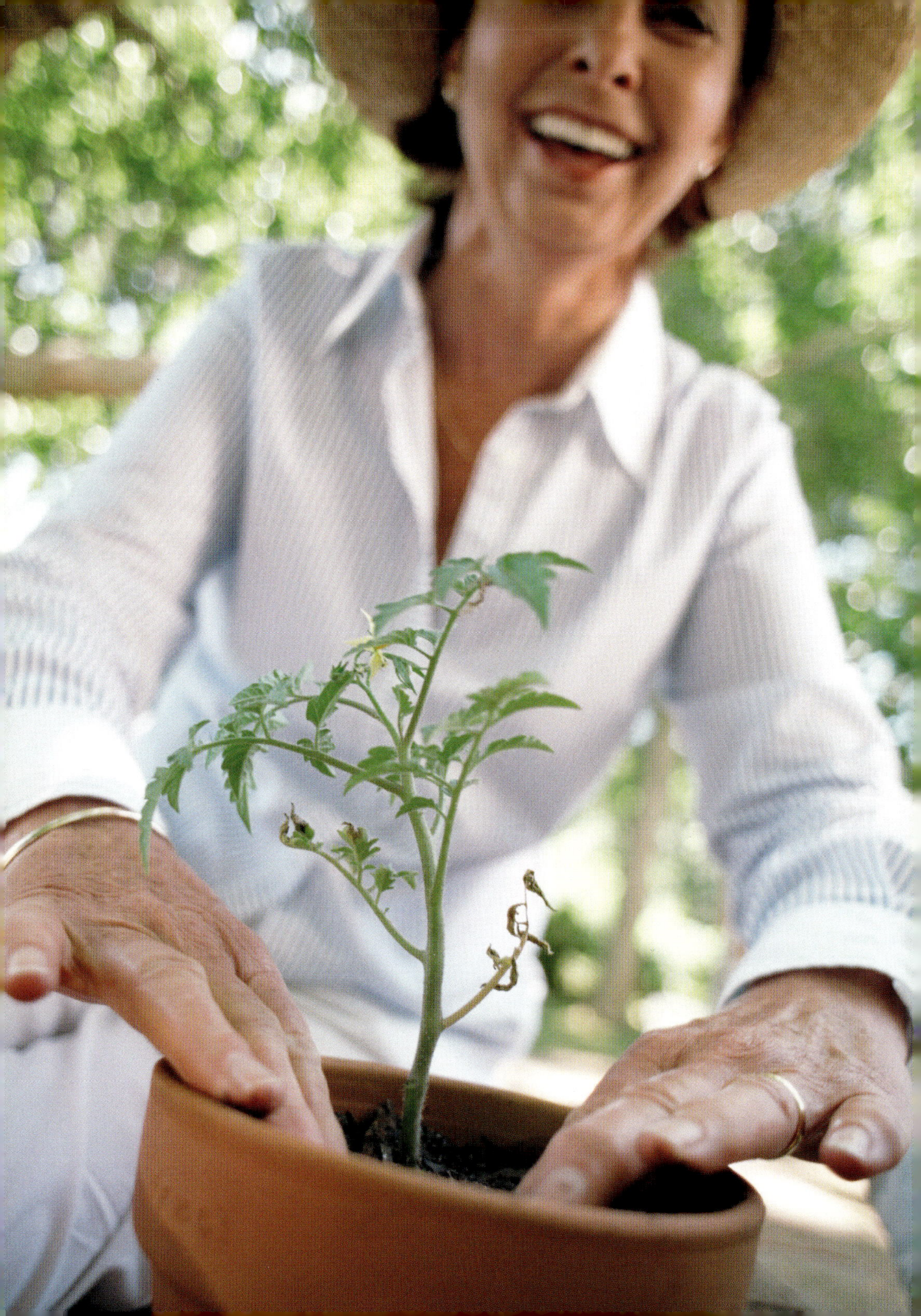

Das Gesundheits-projekt

Tausendmal probiert, tausendmal ist nichts passiert. Lassen sich Ihre Versuche, die Ernährung umzustellen und mehr Bewegung ins Leben zu bringen, damit gut beschreiben? Diese Misserfolge werden für Sie schon bald Vergangenheit sein, weil Ihnen bisher lediglich gute Planung und erfolgreiche Strategien für Ihr Gesundheitsprojekt fehlten. Und beides können Sie lernen.

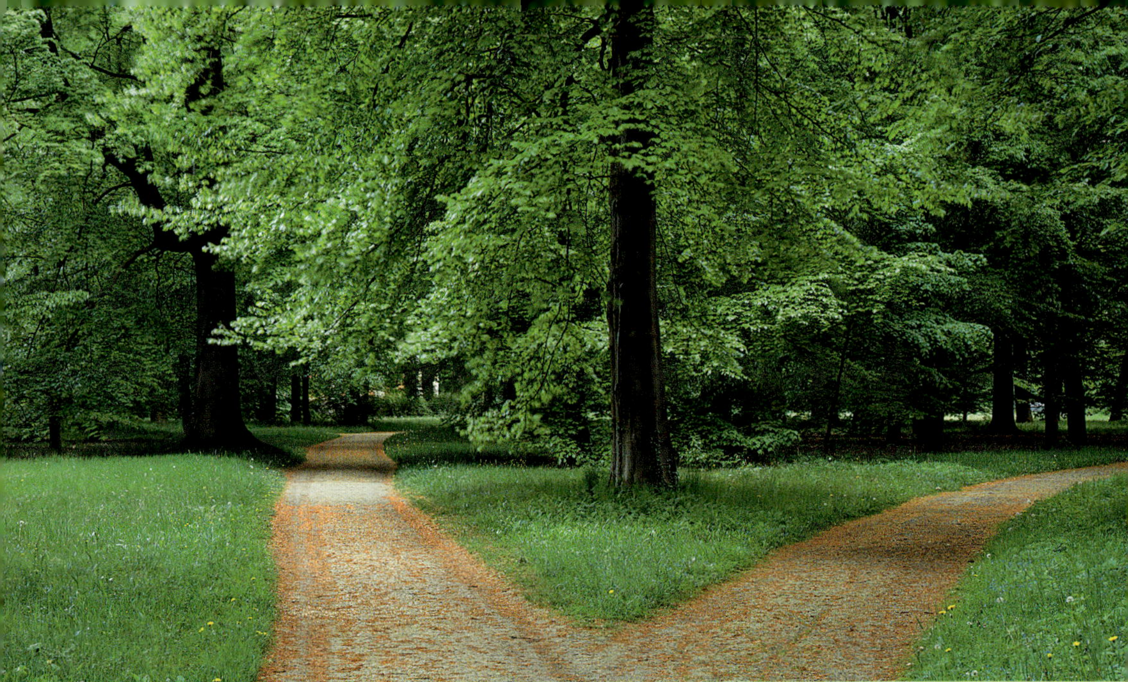

Neue Wege braucht der Mensch

Eigentlich sind Sie mit Ihrem Leben ganz zufrieden. Sie haben es sich, so wie Ihre Wohnung, nach Ihrem Geschmack und Ihrem finanziellen Rahmen eingerichtet. Doch immer, wenn es um Ihre Figur und Ihre Gesundheit geht, fehlt Ihnen das Durchhaltevermögen. Obwohl Sie vieles ausprobiert haben, hat bisher nichts geklappt. Sie möchten zwar gerne mehr für sich tun, aber irgendwie kommt immer etwas dazwischen, mal ein Geburtstag, mal eine Essenseinladung, mal ist der Alltag so stressig, dass Sie sich nicht noch mehr aufbürden wollen. Das soll sich jetzt ändern, denn Sie haben Diabetes und wollen wieder gesünder werden. Deshalb haben Sie sich fest vorgenommen, das Glukoseangebot für Ihre Muskelzellen zu reduzieren und gleichzeitig die Glukosenachfrage der Zellen durch mehr Bewegung zu steigern, um Ihre Bio-Programme wieder ins Lot und Ihre Blutzuckerwerte in den Normbereich zu bekommen.

Vorsicht, Falle

Und schon denken Sie daran, ab morgen eine radikale Diät zu machen und jeden Tag zwei Stunden zu joggen oder täglich ins Fitnessstudio zu gehen. Stopp!!
Hören Sie auf das leise Stimmchen in Ihrem Innern, das große Bedenken anmeldet. Tun Sie sich diesen Frust nicht noch einmal an. Quälen Sie sich nicht, denn davon werden Sie weder gesünder noch Ihre Pfunde los. Sie haben in den letzten Jahren mit Diäten und körperlicher Überforderung bereits zu viele Dinge gelernt, die Ihnen heute das Leben schwer machen. Denn Sie haben den Märchen geglaubt, dass guter Wille und ein wenig Disziplin ausreichen, um abzunehmen. Heute sind Sie fast schon überzeugt, Sie seien zu willensschwach.
Zum Glück sind Sie das nicht, ganz im Gegenteil. Sie haben trotz aller Misserfolge nicht aufgegeben, nach einen Weg zu suchen, wie Sie schlanker und gesünder werden können. Das zeugt von eiserner Willenskraft und großem Durchhaltevermögen. Fähigkeiten, die bei weitem nicht alle Menschen besitzen.

Blitzaktionen sind sinnlos

Das Problem, weshalb Sie bisher nicht durchgehalten haben, ist nicht Ihre Persönlichkeit, sondern liegt an der Art und Weise, wie Sie das Ziel erreichen wollten. Seriöse Wissenschaftler beweisen es immer wieder, doch die meisten wollen es nicht glauben: Wer gesund bleiben und Pfunde verlieren möchte, kann dies nicht mit einer kurzfristigen Diät und körperlichen Blitzaktionen erreichen.

Veränderung statt alter Trott

Sein Leben von dick auf dünn, von faul auf fit umzustellen, ist ein langfristiges Projekt. Alte Gewohnheiten wollen auf ein gesundheitsbewusstes Leben, auf Gesundheit, Schlankheit und neue Fitness umgepolt werden. Und es wird notwendig sein, lieb gewonnene und nie hinterfragte Einstellungen und Haltungen zu überprüfen, trägen Lernprogrammen auf die Sprünge zu helfen. Dafür braucht man eine gute Planung, konkrete Ziele und den richtigen Weg, der zum Ziel führt. Das Schöne daran: Haben Sie diese Projekt einmal erfolgreich durchgeführt, müssen Sie sich nie wieder Gedanken über eine Diät machen. Und wenn Sie die richtigen Erfolgstechniken einsetzen, um nicht wieder in alte Fallen zu stolpern, steht einem lebenslangen Erfolg nichts mehr im Wege: einem gesünderen, leichteren und entspannteren Leben. Ein Leben, das nicht nur Ihre Blutzuckerwerte verbessert oder sogar wieder normalisiert, sondern Sie auch selbstbewusster und attraktiver macht, weil Sie wieder mit neuem Schwung durchs Leben gehen.

Der Bluff mit den Diäten

Fast alle Frauen und die Hälfte aller Jugendlichen haben Diäterfahrung. Die Ziele, die Zeitschriften und Fernsehen vorgeben, sind hoch gesteckt: Sieben Kilo in einer Woche, vier Kilo an einem Wochenende zu verlieren, sind kein Problem. So die Heilsbotschaft. Eindrucksvolle Vorher-Nachher-Bilder belegen, dass es jeder schaffen kann. Und genau das ist der Trick, weshalb sich Diäten so gut verkaufen, obwohl niemand lange schlank bleibt. Jeder glaubt, bei anderen seien Diäten erfolgreich, nur er selbst sei der »Versager«. Tatsache ist jedoch, dass alle die gleiche Erfahrung machen: Die Realität sieht anders aus, als es in Zeitschriften und Werbesendungen versprochen wird. Weder die Traumfigur noch ein Waschbrettbauch sind in wenigen Tagen zu erreichen. Nicht umsonst gibt es ständig neue Diäten, die den Erfolg für Erfolglose anpreisen.

Magenknurren und schlechte Laune – Diäten machen keinen Spaß.

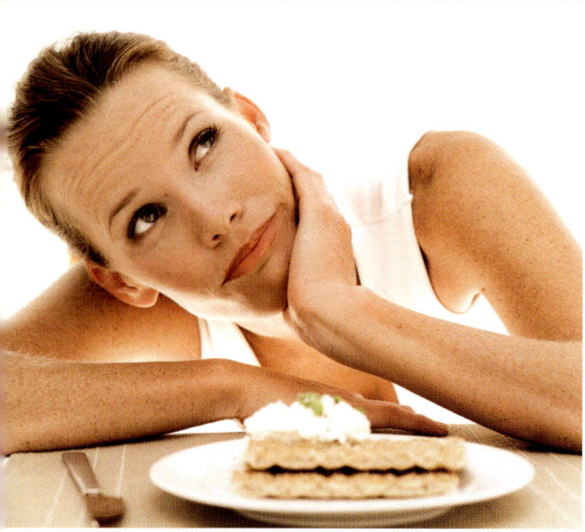

Die Konsequenzen

Ständig zu »versagen« geht an niemandem spurlos vorbei, bleibt für niemanden ohne Konsequenzen. Je nach Typ und den bisher gewohnten Verhaltensstrategien gehen Menschen mit diesem »Versagen« sehr unterschiedlich um. Von Leugnung und Verdrängung des Problems (»So ein bisschen Zucker wird mir schon nicht schaden«) bis zum täglichen Kampf mit ihm ist alles zu finden.
Dabei kann jeder Mensch mit Diabetes sehr gut leben. Er muss jedoch bereit sein, sich von der Vorstellung zu verabschieden, er habe nach kurzem Intensivprogramm seine Traumfigur und Ideal-Blutzuckerwerte. Und er muss bereit sein, alte, krank machende Gewohnheiten zu verändern. Das kostet zunächst Zeit und Geduld. Ist es aber geschafft, wird sich das ganze Leben positiv verändern. Hierin liegt die große Chance, die sich aus Ihrer jetzigen Situation für Sie ergibt: die Chance, ein selbstbewussteres und selbstbestimmteres Leben zu führen.

WAS FÜR EIN HANDLUNGSTYP SIND SIE?

In Ihrer Beziehung kriselt es. Was machen Sie?

(A) Abwarten. Der Partner soll auf mich zukommen
(C) Das Problem bei nächster Gelegenheit ansprechen
(B) Ich denke, dass sich das Problem von allein regelt

Im Restaurant werden Sie schlecht bedient. Sie

(A) lassen fünfe gerade sein und nehmen es hin
(C) verlangen den Chef, um sich zu beschweren
(B) geben dem Ober kein Trinkgeld

Ihre Freundin hat ein Kleid an, das ihr überhaupt nicht steht.

(C) Sie sagen ihr das klipp und klar
(B) Sie möchten sie nicht verletzen und schweigen
(A) Ihnen ist es gleichgültig, was sie anzieht

Sie möchten ein Auto kaufen, wissen aber nicht welches und ziehen einen Freund hinzu, der

(A) für Sie die Entscheidung trifft, welches Auto Sie kaufen
(C) Ihnen alle wichtigen Fakten erklärt, damit Sie entscheiden können
(B) mit Ihnen den Autokauf in Ruhe bespricht

Ihr Chef bietet Ihnen eine Beförderung an. Sie

(C) freuen sich und sagen spontan zu
(B) bitten sich Bedenkzeit aus
(A) denken: Das kommt mir sehr ungelegen

Sie haben Freunde zum Essen eingeladen und werden

(C) mit Ihren Kochkenntnissen glänzen
(A) kurz vorher einen Lieferservice anrufen
(B) vielleicht was auf die Schnelle zaubern

Genau in der Zeit, in der Sie Urlaub machen wollen, heiratet eine Verwandte von Ihnen und hat Sie eingeladen. Wie reagieren Sie?

(B) Ich halte mir beide Optionen offen und warte ab
(C) In Urlaub fahren und später gratulieren
(A) Die Einladung ignorieren und den Urlaub buchen

AUSWERTUNG

Der Buchstabe, den Sie am häufigsten gewählt haben, gibt Ihren Typ an. Treten A, B und C etwa gleich häufig auf, lesen Sie unter B nach.

A = Der Verdränger-Typ

Sie haben sich das Leben nett eingerichtet und sind ein wahrer Meister im Delegieren von Problemen und Entscheidungen. Wenn Sie niemanden finden, der Ihnen diese abnimmt, verdrängen Sie alles Unangenehme einfach. Auch die Diagnose Diabetes haben Sie an Ihren Arzt delegiert und aus Ihrem Leben ausgeblendet. Sie leben weiter wie bisher, das Einzige, was stört, sind die lästigen Arzttermine, weil Ihr Arzt mit Ihren Werten nie zufrieden ist. Es wird höchste Zeit, dass Sie aus Ihrem Dornröschenschlaf aufwachen und Ihr Leben selbst in die Hand nehmen, wenn Sie nicht zum Pflegefall werden wollen. Die Hilfestellungen und Anregungen in diesem Buch können für Sie sehr wichtig werden.

B = Der unentschlossene Typ

Sie machen sich das Leben ganz schön schwer. Ständig schwanken Sie zwischen Entscheidungen hin und her, ohne zu einem klaren Ergebnis zu kommen. Sie leben wie ein Mensch, der sich auf einen Stuhl setzen möchte, sich aber nicht ganz hinsetzt. Der Kräfteaufwand ist groß, verpufft aber ungenutzt. Für Sie ist Diabetes ein wahrer Schicksalsschlag, weil Sie jeden Tag – oft sogar bei jeder Situation – aufs Neue vor der Frage stehen, was Sie jetzt machen sollen: sich diabetesgerecht verhalten oder doch lieber so handeln wie immer. Sie können sich für keine Seite wirklich entscheiden und leiden jeden Tag darunter. Machen Sie dieser Quälerei ein Ende und bringen Sie Struktur in Ihr Leben. Die hier vorgestellten Lösungstechniken sind wie gemacht für Ihr Problem.

C = Der Erfolgs-Typ

Von vielen Menschen werden Sie beneidet, weil Ihnen alles leicht von der Hand geht und gelingt, was Sie sich vornehmen. Manche sagen, das sei Glück. Aber Ihr Erfolgsrezept ist nicht so unberechenbar wie Fortuna. Sie gehen Probleme und Entscheidungssituationen auf dem direkten Weg an, beschaffen sich Informationen und fällen dann fundierte Entscheidungen. Sie haben ein gesundes Selbstbewusstsein und können für sich und Ihre Handlungen die Verantwortung übernehmen und gegenüber anderen vertreten. Auch Diabetes ist für Sie kein unlösbares Problem. Nachdem Sie erkannt haben, was zu tun ist, verabschieden Sie sich von alten Gewohnheiten und ändern einiges in Ihrem Leben. Aber so, dass Ihnen Ihr neues Leben viel besser gefällt als das alte. – In diesem Buch finden Sie alle Informationen, die Sie hierzu brauchen.

Das Alles-oder-nichts-Prinzip (AONP)

»Ich will alles, und das sofort!«, sang Gitte Haenning. Der Song wurde ein Hit, weil viele Menschen so denken. Ganz besonders, wenn es um ihre Gesundheit geht. Für den schnellen Erfolg wird gehungert und mit einem untrainierten Körper stundenlang durch den Park gerannt. Dabei sagt uns schon die Lebenserfahrung: Das AONP führt nie zum Erfolg, weil es nicht möglich ist, alles auf einmal zu machen. Niemand kann an zwei Orten gleichzeitig sein, und wenn er noch so viele Termine hat. Keiner kann zehn volle Ordner lange gleichzeitig tragen. Niemand wird gesünder und schlanker, wenn er nach dem AONP vorgeht, weil niemand Hungern und körperliche Überanstrengung lange durchhält. Denn gegen solche Misshandlung wehrt sich der Körper ganz energisch.

Unsere Bio-Programme wehren sich

Wie sinnlos und schädlich das AONP ist, wenn es um Ihre Gesundheit geht, wird schnell klar, wenn Sie sich nochmals die Arbeitsweise Ihrer Bio-Programme ins Gedächtnis rufen. Diese arbeiten tagtäglich im gleichen Trott und wollen sich davon nicht abbringen lassen. Im Gegenteil: Bio-Programme wehren sich mit vielen Notprogrammen gegen schnelle Veränderungen. Blitzaktionen rufen Notprogramme auf den Plan und erfordern vom Körper eine Menge Aufwand, um wieder ins Gleichgewicht zu kommen. Wenn Sie hingegen täglich in immer gleicher Weise die Arbeit Ihrer Bio-Programme unterstützen, können diese optimal arbeiten und Sie gesünder und schlanker machen.

Das Falsche gelernt

Bei Ratten und Hunden geht es ganz leicht, und Menschen machen es auch nicht anders, wie Verhaltenspsychologen und Erziehungswissenschaftler nachweisen konnten. Wer mit dem AONP gelernt hat, dass alles, was er macht, nicht zum Erfolg führt, sondern nur negative Konsequenzen hat, der stellt seine Handlungen ein. Wozu soll man sich anstrengen, wenn es schließlich doch nichts bringt?

Um sich zu beruhigen, hofft so mancher still und heimlich, dass trotzdem »alles schon gut gehen wird«, weil andere für ihn die Verantwortung übernehmen. Ganze Branchen leben davon. Die Bank übernimmt die Verantwortung für Geldanlagen, der Steuerberater gegenüber dem Finanzamt, und der Arzt soll die Verantwortung für die Gesundheit übernehmen. Er soll den Diabetes wegmachen, ohne dass man selbst etwas tun muss. Nicht weil man selbst die Verantwortung nicht übernehmen möchte, sondern weil man hilflos einer Situation gegenübersteht, die man als bedrohlich erlebt, aber mit dem gewohnten AONP nicht verändern kann.

Überzeugungen werden Wahrheit

Ohne Zweifel hat jeder Mensch seine Stärken und Schwächen. Doch oft haben vermeintliche Schwächen gar nichts mit den eigenen Fähigkeiten zu tun. Viele Menschen glauben, dass sie nicht mit Zahlen umgehen können, vier Millionen Deutsche können weder richtig lesen noch schreiben. Die meisten Bundesbürger sind davon überzeugt, dass Sport langweilig und anstrengend ist. Kaum jemand kann angesammelte Pfunde wieder loswerden. Dies sind alles Zeugnisse dafür, dass über einen falschen Weg gelernt wurde. Und ganz im Sinne der »sich selbst erfüllenden Prophezeiung« wird für Diabetiker irgendwann wahr, was Wahrheit zu sein hat: Ich habe versagt und werde versagen, weil ich, wenn es um meine Gesundheit und Figur geht, ein Versager bin.

> Wenn die Richtung stimmt, werden Sie Ihr Ziel früher oder später erreichen.

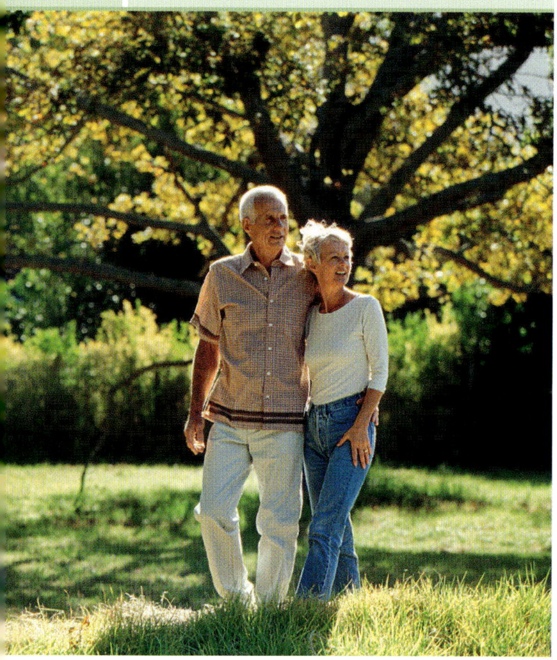

Auf den Weg kommt es an

Dabei ist es wesentlich sinnvoller, einmal auf den Weg zu achten. Denn wer von Hamburg nach Paris möchte, aber nach Süden marschiert, kann sich noch so sehr anstrengen und immer schneller gehen – er wird nie in Paris ankommen. Da kann er sich beschimpfen und sich ändern, wie er will. Paris kann nur erreicht werden, wenn man anhält, umdreht und Richtung Paris marschiert.

Eine Ernährungsumstellung ist nichts anderes. Sie ist die Korrektur des falschen Weges hin zu dem Weg, der zum Ziel führt. Zu den Zielen, die Sie erreichen wollen und die Sie auf dem richtigen Weg ganz bestimmt erreichen werden.

HÄUFIGE FRAGEN ZUM GESUNDHEITSPROJEKT

Ich habe schon mehrmals eine Nulldiät gemacht, dabei aber überhaupt nicht abgenommen. Wie ist das möglich?

Mit einer Nulldiät können Sie nicht abnehmen, sondern werden anschließend wahrscheinlich sogar dicker. Dies liegt daran, dass Ihr Körper auf ein Erhaltungsprogramm umstellt, mit dem er lange Hungerzeiten überstehen kann. Was den Menschen vor dem Verhungern schützt, hindert ihn leider auch am Abnehmen.

Obst und Salat mag ich überhaupt nicht. Daran sind bisher alle Diäten gescheitert. Kann ich trotzdem meine Ernährung umstellen?

Ernährungsumstellung hat überhaupt nichts mit einer Diät zu tun. Deshalb kann jeder seine Ernährung umstellen, auch wenn er Diäten nicht durchhält. Im Gegenteil, Sie sollten unbedingt auf Diäten verzichten, ebenso auf eine schnelle Umstellung hin zur kalorienreduzierten Mischkost, da Sie diese auch als Diät wahrnehmen. Bei einer langsamen Ernährungsumstellung werden hingegen Ihre Geschmacksnerven umerzogen, und Sie müssen weder hungern noch auf Geschmack verzichten, um gesund und schlank zu werden.

Wenn ich auf die Kohlenhydrate achte und meine Muskelzellen nicht mit Glukose überversorge, ist es dann gleichgültig, wie viel Fett ich esse?

Nein, absolut nicht. Nicht nur gesunde Menschen, sondern vor allem Diabetiker sollten darauf achten, den Konsum von tierischen Fetten zu reduzieren. Durch die Insulinresistenz – das schlechte Ansprechen auf Insulin – ist in der Regel nicht nur Ihr Glukosestoffwechsel durcheinander geraten, auch der Fettstoffwechsel wurde in Mitleidenschaft gezogen.

Ich würde mich gerne mehr bewegen, habe aber seit vielen Jahren keinen Sport mehr gemacht. Jetzt habe ich Bedenken, ob Sport mir nicht mehr schadet als nützt.

Ihr Körper wurde ausschließlich dafür gemacht, dass Sie sich bewegen können. Ihre Muskelzellen stehen alle bereit und wollen arbeiten. Aber gehen Sie es langsam an, sonst überfordern Sie sich und Ihren Körper. Von Null auf Hundert tut niemandem gut. Bringen Sie zunächst Bewegung in Ihren Alltag und nützen Sie alle Möglichkeiten, zu Fuß zu gehen. Gehen Sie spazieren, und erst dann, wenn Sie wieder mehr in Bewegung gekommen sind, können Sie überlegen, ob Sie vielleicht eine Sportart ausüben wollen. Bevor Sie damit starten, ist es ratsam, mit dem Arzt zu sprechen, um alle Risiken auszuschließen.

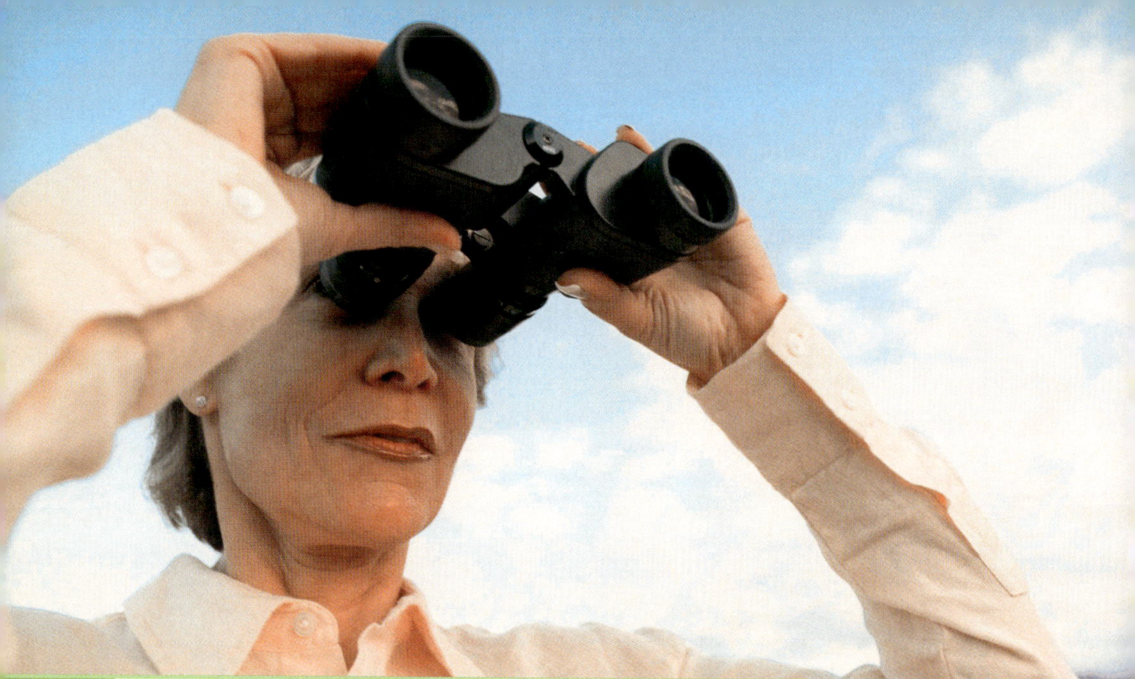

Wunschziele erreichen

Es gibt Menschen, die jahrelang Lotto spielen und eines Tages tatsächlich den Jackpot knacken. Doch anders als von ihnen erträumt, macht sie das viele Geld nicht glücklicher und zufriedener mit ihrem Leben. Manche Menschen wandern aus, um das große Abenteuer oder ein neues Leben zu finden – und kommen nach zwei Jahren geknickt zurück. Gemeinsam ist diesen und vielen anderen Menschen, dass sie zwar etwas erreichen wollten, aber nicht genau wissen, was es eigentlich ist, das sie verändern möchten. Auch Ihr Gesundheitsprojekt »Ernährungsumstellung und mehr Bewegung« ist ein großes Projekt, das nur mit eindeutigen Vorstellungen und Wünschen, einer exakten Vorbereitung, genauen Zielen, Humor und Ausdauer zum Erfolg gebracht werden kann.
Ob Hausbau, Umzug oder Weltreise: Jedes größere Projekt muss geplant werden. Oder wie Mark Twain einmal sagte: »Wer nicht weiß, wohin er will, der muss sich nicht wundern, wenn er ganz woanders ankommt.«

Reise ins Wunschland

Es gibt einen einfachen Trick, der es Ihnen erleichtert, Ihre Ziele beim Projekt »Ernährungsumstellung und mehr Bewegung« zu finden: Stellen Sie sich vor, Sie möchten eine lange Reise machen, in ein Land, in dem alle Ihre Wünsche wahr werden. In diesem Land möchten Sie bleiben und für immer leben.

Wunschländer gibt es

Es gibt sie wirklich, die Wunschländer. In ihnen leben die Erfolgsmenschen, die ihre Träume und Wünsche verwirklichen. Die Menschen, die von anderen um ihren Erfolg beneidet werden. Wie zum Beispiel Karl Lagerfeld, der seit Jahren erfolgreich Mode macht, oder die Erfolgsschriftstellerin Isabel Allende, die ihren ersten Bestseller abends am Küchentisch mit der Hand schrieb.

Es gibt unzählige, ganz verschiedene Wunschländer, und jeder Mensch kann in sein eigenes Wunschland reisen, um dort zu leben. Leider machen es so wenige. Denn viele Menschen

- kennen ihre Wünsche nicht,
- haben so unkonkrete Ziele, dass sie diese nie erreichen können,
- haben Angst, sich auf die Reise zu machen, weil ihnen die Aufgabe zu groß erscheint und sie deshalb glauben, diesen Berg nicht bewältigen zu können.

Wohin soll die Reise gehen?

Um die Reise ins Land Ihrer Wünsche für Ihr Gesundheitsprojekt antreten zu können, müssen Sie natürlich erst einmal wissen, welche Wünsche Sie realisieren wollen. Und Sie brauchen ganz konkrete Ziele, denn nur diese sind erreichbar. Jeder Urlaub würde ins Wasser fallen, wenn Sie ihn mit dem Ziel »Ich möchte nach Amerika« antreten würden. Amerika ist riesig und als Ziel zu unkonkret. Anders sieht es aus, wenn Sie nach New York in ein ganz bestimmtes Hotel wollen. Dieses Ziel können und werden Sie

INFO

SCHWIMMEN SIE NACH ENGLAND

Der gut gemeinte Rat, einfach weniger und gesünder zu essen und sich mehr zu bewegen, ist für viele Menschen so sinnvoll, wie ihnen zu sagen, sie sollten durch den Ärmelkanal schwimmen, wenn sie nach England wollen. Sicher, Sie können schwimmen und es gibt auch Menschen, die das schon geschafft haben. Aber diese sind doch eher die Ausnahme als die Regel, weil ein so großes Projekt nicht nur eine lange und systematische Vorbereitung, sondern auch eine gehörige Portion Irrwitz voraussetzt.

erreichen, Sie müssen nur die entsprechenden Vorbereitungen treffen.
»Ich möchte einige Kilogramm abnehmen« hört sich nett an, ist aber als Ziel für Ihr Gesundheitsprojekt genauso unkonkret wie »Amerika« als Ziel für eine Urlaubsreise.
Ihr Ernährungs- und Bewegungsverhalten ist wie ein riesiges Land, das sich aus vielen Kleinstaaten zusammensetzt, die wie Puzzleteile miteinander verbunden sind. Kein Teil kann verändert werden, ohne gleichzeitig die anderen zu verändern. Deshalb brauchen Sie eine ganz klare Vorstellung davon, welche Veränderungen Sie vornehmen, welches konkrete Ziel Sie anstreben wollen. Der Vorsatz, weniger zu essen, reicht nicht aus.

Essen ist mehr als essen

Essen ist sehr viel mehr als nur Nahrungsaufnahme, die beliebig vermehrt oder reduziert werden kann. Essen ist fest in unserem Leben verankert und betrifft alle Bereiche der menschlichen Existenz. Der Körper braucht Nahrung, um existieren zu können. Was gegessen wird, ist kulturell erlernt. Essen wirkt direkt auf die Psyche und ist sozial, weil es Menschen verbindet. Essen befriedigt viele Bedürfnisse, es tröstet, wirkt gegen Stress, schafft Geborgenheit. Elementare Lernprogramme haben gespeichert, was wir gerne essen und was wir nicht mögen, was uns schmeckt und was nicht. Und die Geschmacksnerven sind auf einen kulturell

Auch ein weit entferntes Traumziel können Sie erreichen, doch Sie müssen es genau benennen können. Das gilt für Reiseziele ebenso wie für Lebensziele.

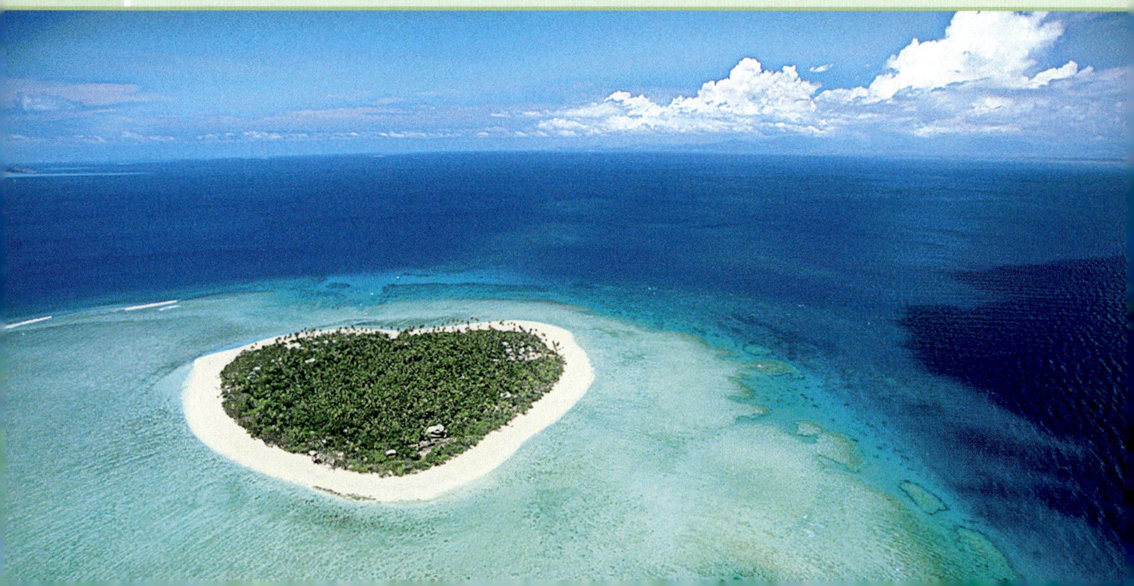

erlernten Geschmack ausgerichtet. Bio-Programme fordern unabhängig von unserem Willen ausreichend Nahrungsnachschub, indem sie uns mit Hunger quälen. All dem haben Sie lediglich das unkonkrete Ziel entgegenzusetzen »Ich möchte einige Kilogramm abnehmen«. Es ist wohl leicht einzusehen, dass ein so umfangreiches Projekt mit diesem vagen Wunsch nicht funktionieren kann.

Die Eichhörnchen-Technik

Nicht verzagen, Eichhörnchen fragen. Denn von Eichhörnchen können Sie eine Menge lernen, wenn es darum geht, ein großes Projekt erfolgreich umzusetzen. Um ihre Wintervorräte anzulegen, müssen sie oft große Nüsseberge transportieren. Zu keiner Zeit verschwenden sie Energie mit dem sinnlosen Versuch, nach dem AONP alle Nüsse auf einmal nehmen zu wollen. Nüsschen für Nüsschen arbeiten sie selbst den größten Nüsseberg ab. Und ehe man es sich versieht, ist alles aufgeräumt und gut verstaut. Nuss für Nuss haben sie ihr Ziel ganz ohne Stress und Pannen erreicht.

Ihr Geheimnis, erfolgreich zu sein, ist offensichtlich: Sie haben ein konkretes Ziel, wählen den einzig gangbaren Weg und verfolgen diesen konsequent, bis sie ihr Ziel erreicht haben.

Nüsschen für Nüsschen

Menschen sind meist unvernünftiger als Eichhörnchen. Sie versuchen nach dem AONP alles auf einmal zu bewältigen – und scheitern fast immer an ihrer eigenen Selbstüberschätzung. Es lässt sich auch in unserer schnelllebigen Zeit nicht ändern: Große Ziele lassen sich nur dann erreichen, wenn die hierfür notwendige Zeit aufgebracht wird. Nur Schritt für Schritt oder Nüsschen für Nüsschen können sie realisiert werden. Deshalb ist es für die Umsetzung Ihres Gesundheitsprojekts nahezu ideal, wenn Sie sich an der Erfolgstechnik der Eichhörnchen orientieren:

1. Legen Sie die Ziele, die Sie erreichen möchten, ganz konkret fest.
2. Wählen Sie einen gangbaren Weg, den ganzen Berg Nüsschen für Nüsschen zu bewältigen.
3. Nehmen Sie, trotz aller Versuchungen, immer nur ein Nüsschen und erst dann das nächste.
4. Verfolgen Sie diesen Weg ganz konsequent, bis Sie am Ziel sind.

Am Anfang werden Sie bei dieser Vorgehensweise noch einige Schwierigkeiten haben, weil bei Ihnen die Denkweise des AONP dominiert und Sie zu viel auf einmal machen wollen. Doch je mehr Sie von Ihren kleineren Zielen erreichen, umso kleiner wird der Berg und umso leichter wird Ihnen der Weg der kleinen Schritte fallen.

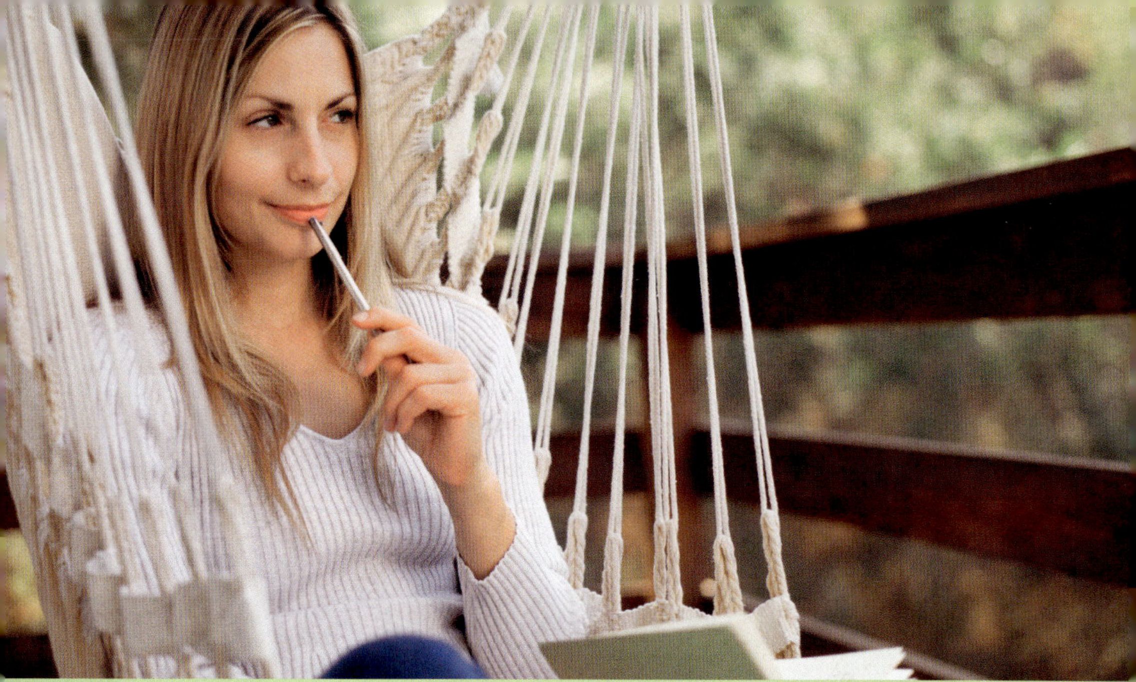

Am Start beginnen, nicht am Ziel

Langzeitziele sind heimtückisch. Sie sind notwendig, um zu wissen, wohin man will. Doch sobald man die Aufmerksamkeit auf sie richtet, will man sie sofort realisiert haben. Am Ziel zu starten und von dort aus einen gangbaren Weg festzulegen, ist zwar reizvoll, aber zum Scheitern verurteilt. Wer sein Langzeitziel kennt, weiß lediglich, was er in ferner Zukunft erreicht haben möchte. Traurig, aber wahr: Um zum Ziel zu gelangen, bleibt nichts anderes übrig, als zurück zum Start zu gehen und Nüsschen für Nüsschen den Berg abzutragen. Es gibt keine Abkürzungen, aber man kann den kürzesten Weg zwischen Start und Ziel wählen – und so Umwege vermeiden. Fragt man Diabetiker nach ihrem größten Wunsch, den sie in ihrem Gesundheitsprojekt verwirklichen wollen, sind sich alle einig: Ich will essen, was mir schmeckt, und nicht hungern. Und niemand möchte sich im Fitnessstudio abquälen oder stundenlang schweißtreibenden Sport machen. Gleichzeitig sind alle bereit, etwas für ihre Gesundheit zu tun. Sie wollen gerne ihre Blutzuckerwerte in den Griff bekommen und insgesamt wieder gesünder, fitter und schlanker werden.

Wünsche werden wahr

Zusammengefasst können die Wunschvorstellungen und damit Langzeitziele von Diabetikern (und wahrscheinlich auch Ihre) auf vier Punkte reduziert werden:

1. Alles essen können, was schmeckt, und immer satt sein
2. Sich nicht körperlich abquälen müssen
3. Den Blutzucker in den Griff bekommen
4. Schlanker, beweglicher und fitter werden

Auf den ersten Blick sieht es so aus, als würden sich diese Ziele widersprechen. Das liegt jedoch nicht an den Zielen, sondern daran, dass Sie noch im vertrauten AONP denken. Den ganzen Nüsseberg schaffen Sie nicht auf einmal, da können Sie noch so guten Willens sein. Aber wenn Sie Nüsschen für Nüsschen nehmen und am Ball bleiben, können Sie den Rest Ihres Lebens diese Wunschvorstellungen ohne Einschränkung leben.

Essen, was schmeckt

Ein großer Berg von Nüssen, den Sie bewältigen müssen, ist die langsame Veränderung Ihres Geschmacks. Über Geschmack lässt sich vortrefflich streiten – und auch wieder nicht. Denn trotz vordergründiger Vielfalt ist unsere Geschmacksprägung sehr europäisch. Weil jedoch jeder Mensch in eine Geschmackskultur hinein geboren wurde, mit ihr aufwuchs und sie als Erwachsener als festen Bestandteil seines Lebens betrachtet, sind die meisten Menschen davon überzeugt, dass ihr Geschmack nicht zu ändern ist. Zum Glück stimmt das nicht. Denn Ihren Geschmack haben Sie erlernt. Und alles, was gelernt wurde, kann wieder ver- und umgelernt werden.

Geschmackskultur

Essen Sie gern Süßigkeiten, Pommes und Kuchen? Schon der Gedanke an Bratkartoffeln oder Schnitzel lässt Ihnen das Wasser im Mund zusammenlaufen?

INFO

FETTE ZEITEN

Wir leben in einer ganz neuen Ernährungsepoche. Einer Zeit, die weder mit dem – in der Menschheitsgeschichte einmaligen – Überangebot an Nahrung noch mit industriell hergestellten Nahrungsmitteln gesundheitsbewusst umgehen kann. Es fehlen Menschen, die das gut beherrschen und an denen sich die anderen orientieren könnten.

Dann haben Sie das typische Ernährungsverhalten unseres Kulturkreises erlernt, und Ihre Geschmacksnerven wurden auf Zucker und Fett als Geschmacksverstärker abgerichtet. Wären Sie in China aufgewachsen, würden Ihnen vor allem Reis, Gemüse und junge Hunde schmecken; und mit einer Kindheit in Thailand wären Ihre Favoriten so scharf gewürzt, dass es Europäern die Tränen in die Augen treibt.
Was schmeckt oder nicht schmeckt, wird in allen Kulturen dieser Welt jedem Kind aufs Neue beigebracht. Und niemand hat eine Chance, sich dagegen zu wehren. Dafür sorgen die Lernprogramme der Arterhaltung.

Was gut tut, schmeckt gut

Elementare Lernprogramme haben das Überleben der Menschheit bis heute gesichert. Diese werden in der Psychologie auch Konditionierung genannt. Sie funktionieren nach einem einfachen Prinzip: alles vermeiden, was unangenehm ist – alles wiederholen, was angenehm ist. Dies ist bei der Ernährung ein wichtiges Lernprogramm, weil so Nahrung schnell in genießbar oder ungenießbar eingeteilt werden kann. Wie unsere Ururahnen essen wir deshalb Dinge gerne, die wir mit angenehmen Gefühlen verbinden, und mögen Dinge nicht, die bei uns unangenehme Erinnerungen wachrufen.

Am Anfang steht das Bedürfnis

Ohne Bedürfnisse würden Menschen nicht handeln, denn alle unsere Aktivitäten und Handlungen sind auf Bedürfnisbefriedigung ausgerichtet. Da es jede Menge Bedürfnisse gibt, halten sie uns ganz schön auf Trab. Und weil nicht alle auf einmal befriedigt werden können, werden sie unterschiedlich stark wahrgenommen und motivieren mal mehr, mal weniger zum Handeln.
Hunger und Durst gehören nach Abraham Maslow, einem der bedeutendsten Motivationspsychologen, zu den grundlegenden Bedürfnissen. Sie garantieren das Überleben des einzelnen Menschen und der Gattung Mensch und sind deshalb so zentral, dass sie immer zuerst befriedigt werden müssen. Frei nach dem Motto: Niemandem nützt ein Porsche und die Bewunderung anderer, wenn er unter quälendem Hunger leidet und kein Dach über dem Kopf hat.

Hunger motiviert

Hunger ist eine der stärksten Kräfte, die Menschen zum Handeln motivieren. Bereits unsere Vorfahren hat er von den Bäumen herunter getrieben und sie Werkzeuge für die Feldarbeit erfinden lassen. Er war die Antriebskraft, als sie sich wilden Tieren näherten und diese zähmten. Denn Hunger ist stärker als

Angst. Hunger kann sich zu einem so starken negativen Gefühl entwickeln, dass er den ganzen Menschen beherrscht, alle seine Werte außer Kraft setzt und soziale Menschen zu Bestien werden lässt.

Gaumenfreuden prägen

Hunger muss niemand lernen, aber mit welcher Nahrung er gestillt werden kann, das wird gelernt – und zwar über die Konditionierung. In allen Kulturen werden Kinder gefüttert. Alle lernen vom ersten Lebenstag an, dass sich das negative Gefühl Hunger in Wohlbehagen auflöst, wenn sie das essen, was ihre Eltern ihnen anbieten. Weltweit werden Kinder von ihren Eltern zudem gelobt, wenn sie essen. Auf diese Weise lernt jeder Mensch, Essen mit positiven Gefühlen zu verbinden und Nahrungsmittel besonders gerne zu mögen, die er von klein auf kennt. Diese positive Konditionierung auf bestimmte Gaumenfreuden wird im Laufe des Lebens immer weiter verfestigt und auf ähnliche Nahrungsmittel übertragen. Wem Bratkartoffeln schmecken, der isst auch Pommes und Kartoffelchips gern. Wer auf Schokolade konditioniert ist, mag Pralinen und Marmorkuchen. Und das tägliche Training Ihrer Geschmacksnerven mit den immer gleichen Genüssen führt schließlich dazu, dass Sie der Ansicht sind, Sie hätten schon immer einen ganz bestimmten Geschmack gehabt. Dabei sind Ihre Geschmacksnerven lediglich von früher Kindheit an darauf trainiert worden, manche Dinge zu mögen und andere wiederum nicht.

Bio-Programme mischen mit

Und die Bio-Programme mischen bei der Konditionierung ebenfalls mächtig mit. Jedem läuft das Wasser im Mund zusammen, wenn er sein Lieblingsessen riecht und sieht. Die Geschmacksnerven stellen sich auf Wohlbekanntes ein, der Magen macht sich für die Verdauung bereit, und vom Gehirn wird an die Bauchspeicheldrüse gemeldet, dass es gleich Arbeit gibt. Alles ist bereit, das leckere Essen, das es nun geben soll, zu verarbeiten. Wenn es jetzt das Lieblingsessen gibt, sind alle zufrieden, und wir fühlen uns wohl.

INFO

HUNGER

- Hunger ist ein dominantes negatives Gefühl. Deshalb essen wir nicht nur, um Hunger zu stillen, sondern in Zeiten des Überflusses auch, um Hunger zu vermeiden.
- Hunger zählt zu den Grundbedürfnissen: Er motiviert stark zum Handeln, viel stärker als das Bedürfnis nach Liebe oder Anerkennung.

Schwierig wird es jedoch, wenn stattdessen etwas anderes oder auch nichts gegessen wird. Dann sind alle enttäuscht und melden dies als Unbehagen. Und negative Gefühle sind zu vermeiden, so ist der Mensch nun einmal gestrickt.

Gesund schmeckt nicht

Unser elementares Lernprogramm der Arterhaltung ist nicht nur darauf programmiert, alle angenehmen Dinge zu wiederholen, sondern auch darauf, alle unangenehmen zu vermeiden. Erinnern Sie sich an Ihren letzten Diätversuch? Ständig nagte ein unangenehmes Hungergefühl an Ihnen, machte Sie reizbar und unzufrieden. Und geschmeckt hat Ihnen auch nichts. Ein klassischer Fall von Negativkonditionierung: Obst und Salat schmecken nicht, machen nicht satt, sind unangenehm und deshalb zu vermeiden. So die einfache Formel, die Sie bei jeder Diät lernen. Und weil Menschen Lernerfahrungen übertragen können, konditionieren Sie sich mit jeder Diät selbst darauf, dass Ihnen alles nicht schmeckt, was im weitesten Sinne als »gesund« eingestuft werden kann.
Da kann Ihnen die Logik noch so viel erzählen, die Überzeugung, dass gesunde Kost unangenehm und mit Hunger verbunden ist, sitzt tiefer. Denn Hunger ist ein Grundbedürfnis, das stärker zum Handeln motiviert als Anerkennung – und sogar noch stärker als Ihr Wunsch, wieder gesund zu werden.
Wer seine Ernährung umstellen möchte, muss deshalb besonders darauf achten, Hunger und die damit verbundenen Negativkonditionierungen zu vermeiden. Wie Sie Ihre Ernährung in diesem Sinne erfolgreich umstellen können, erfahren Sie ab Seite 110.

INFO

ZUCKERSÜSS

Wer war zuerst da, das Huhn oder das Ei? Ähnlich ist die Frage, woher die Vorliebe des Menschen für Süßes kommt. Schmeckt Muttermilch süßlich, damit Säuglinge sie mögen, oder ist sie die erste Konditionierung auf den süßen Geschmack? Tatsache ist jedoch, dass bereits Säuglinge glücklich lächeln, wenn man ihnen Zucker auf die Zunge gibt.

Bewegung macht Spaß

Beim zweiten großen Berg an Nüssen, den Sie Schritt für Schritt angehen sollten, geht es darum, mehr Bewegung in Ihr Leben zu bringen. Niemand möchte sich abquälen, aber Menschen bewegen sich eigentlich gerne. Bereits Säuglinge sind ständig in Bewegung, kleine Kinder

sind nur schwer zu bändigen und ruhig zu halten. Die Freude an körperlichen Aktivitäten ist auch bei Erwachsenen nicht abhanden gekommen, sie wurde lediglich verschüttet und muss wieder ans Tageslicht gebracht werden.
Sie wurde verschüttet von einem Bio-Schonprogramm, das den Körper vor Überanstrengung schützt und in »fetten Zeiten« Vorräte speichert, damit bei Höchstleistungen oder Hungerzeiten genügend Reserven vorhanden sind. Und weil das Bio-Programm nur dann speichern kann, wenn die Muskelzellen möglichst wenig Glukose und Fett in ihren Kraftwerken verbrennen, sorgt es dafür, dass sich der Mensch, so keine zwingende Notwendigkeit besteht, möglichst wenig

DIE GESCHICHTE VON KLEIN-ALBERT

INFO

Eine wegweisende Untersuchung zur Konditionierung stammt aus einer Zeit, als Psychologen noch ungestraft mit Waisenkindern experimentieren durften. 1920 konnten John Watson und Rosalie Raynor mit dem kleinen Albert erstmals nachweisen, dass Menschen körperliche Reaktionen mit äußeren Dingen in Verbindung bringen und generalisieren, also auf ähnliche Dinge übertragen.
Was haben sie gemacht? Der knapp einjährige Albert mochte eine weiße Ratte sehr gern. Immer, wenn er sie sah, freute er sich offensichtlich. Watson und Raynor führten nun folgendes Experiment mit ihm durch: Immer wenn die Ratte auftauchte, schlugen sie direkt hinter dem Kopf des Kindes auf einen lauten Gong. Die Schreckreaktion und das Unbehagen auf den schmerzhaften Lärm verband das Kind sehr schnell mit dem Auftauchen der Ratte. Es bekam Angst vor ihr. Als Albert anfing, vor der Ratte zu fliehen, wurde er hierfür von den Forschern zusätzlich belohnt. Und es dauerte nicht lange, bis Albert sich nicht nur vor der Ratte, sondern vor allen pelzigen Tieren und Gegenständen fürchtete und panisch die Flucht ergriff, sobald er damit konfrontiert wurde.
Was aus Klein-Albert wurde und wie er mit dieser Konditionierung leben konnte, wird nicht mehr berichtet. Aber seine Konditionierung war die Grundlage vieler Forschungen von Psychologen wie auch Erziehungswissenschaftlern. Heute ist bewiesen, dass Konditionierung und Generalisierung wesentliche Elemente des menschlichen Lernens und sehr stabil im Gedächtnis verankert sind. Aus zahlreichen Untersuchungen weiß man zudem, dass eine Konditionierung besonders gut mit Nahrung und über Nahrungsentzug zu erzielen ist.

bewegt. Leider ist der Zwang und die Notwendigkeit zu ausdauernder körperlichen Tätigkeit heute dank moderner Technik weggefallen. Für moderne Menschen reicht bereits ein körperliches Minimalprogramm aus. Lediglich unsere kleinen grauen Zellen müssen noch auf Hochtouren arbeiten.

Vom Staudammbau aufs Sofa

Die meisten Menschen haben die Freude an körperlicher Bewegung im Laufe der Zeit verlernt. Denn für normalgewichtige Kinder ist es weder anstrengend noch schweißtreibend, stundenlang Staudämme zu bauen oder wilde Fangspiele zu spielen. Spätestens in der Schule ist damit Schluss. Da beginnt der Ernst des Lebens. Und der heißt: tagelang still sitzen und den Kopf anstrengen. Bewegung wird auf den Sportunterricht beschränkt, der sich meist an sportlichen Leistungen orientiert und keinen Spaß mehr kennt.
Das letzte kleine Fünkchen Bewegungsfreude wird spätestens in der Pubertät gekillt. Jeder, der cool sein will, bewegt sich so lässig wie die angehimmelten Stars auf dem roten Teppich und rennt nicht mit verschwitzten Haaren durch die Gegend. Der Körper wird so lange zur Bewegungslosigkeit gezwungen, bis er faul und träge wird und nur noch das Notwendigste leisten kann.

› Kinder haben sie noch: die Freude an Bewegung.

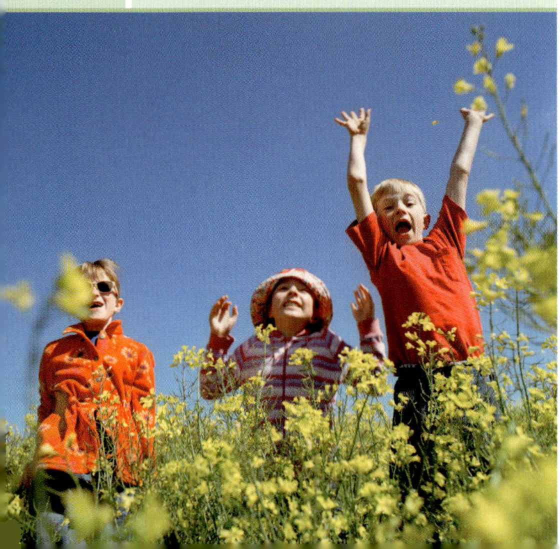

Überschätzung bringt Frust

Geht es nach den Umsatzzahlen der Sportgerätehersteller und den Mitgliedszahlen von Fitnessstudios, müssten die Deutschen ein Volk der Sportler und Bewegungsfanatiker sein. Aber nur 13 Prozent wenden die von der WHO geforderten 30 Minuten täglich für ihre Fitness tatsächlich auf.
Jeder neuen Fitnesswelle gelingt es offensichtlich, Sportmuffel vom Sofa zu holen und ins Fitnessstudio oder ins Sportgeschäft zu treiben. Aber da bleiben sie nicht lange. Denn die Versprechungen der Fitnesswellen sind für untrainierte Menschen nicht erreichbar, zu leistungsorientiert und überfordern den Körper von abnehmwilligen Sesselsitzern und Auto-

fahrern. Schnell lernen sie, dass selbst mit den neuesten Geräten und der besten Ausrüstung sportliche Aktivitäten mit negativen Rückmeldungen, mit Muskelkater und Anstrengungen verbunden sind, dass sie schweißtreibend und unangenehm – und damit zu vermeiden sind. Auch vom erwarteten schnellen Erfolg ist weit und breit nichts zu sehen. Kein Zeiger auf der Waage schnellt nach unten, nichts wird straffer und keine Werte besser.

Außer Spesen nichts gewesen

Die meisten ziehen sich deshalb wieder frustriert in ihren gemütlichen Sessel zurück und bleiben dort sitzen. Zwar wissen alle, dass sie sich mehr bewegen müssten, aber in ihrem Innersten sind sie davon überzeugt, dass jede Form von Sport Mord und es viel besser ist, sich von einem stressigen Tag auszuruhen, anstatt sinnlos durch die Gegend zu rennen.

Gesundheit beginnt im Kopf

Psychologen und Pädagogen haben es bewiesen: Der Mensch handelt, wie er denkt. Und er denkt das, was er gelernt hat. Außerdem verfolgen Menschen mit allem, was sie tun, eine Absicht, sie möchten ein Bedürfnis befriedigen. Das hört sich kompliziert an, ist es aber nicht. Jeder Säugling kann es. Er schreit, wenn er Hunger hat, und er hat schnell gelernt, dass an der Mutterbrust zu saugen satt und zufrieden macht.
Und Sie werden nur dann Sport betreiben (handeln), wenn Sie glauben (denken/gelernt haben), dass Sie damit gesünder werden und Spaß haben (Absicht). Denken Sie aber, dass Sport Mord ist, weil Sie gelernt haben, dass er für Sie zu anstrengend ist und nichts bringt, werden Sie keinen Sport betreiben, sondern vielleicht in die Kneipe gehen und ein Weinchen trinken.

Erst lernen, dann handeln

Der Erfolg Ihres Gesundheitsprojekts hängt also entscheidend davon ab, was Sie denken und glauben. Und dies wiederum hängt von Ihren Konditionierungen ab, weil diese Ihre Aktivitäten lenken. Es nützt wenig, etwas anders machen zu wollen, solange Sie alten Überzeugungen treu bleiben. Deshalb steht am Anfang Ihres Projekts das Umlernen, dann das Umdenken, und dann erst kommt das neue Handeln, mit dem eine neue Absicht verfolgt werden kann. Das gilt für den Geschmack genauso wie für die Bewegung. Sie müssen erst wieder begreifen, dass Bewegung Spaß macht, bevor Sie sich auf eine Sportart stürzen. Sie müssen erneut lernen und erleben, wie schön es ist, alle gestaute Energie zu verbrauchen und sich durch Bewegung frei und unbeschwert zu fühlen.

INTERVIEW

INTERVIEW MIT BEATE BRAUN*, TYP-2-DIABETIKERIN

Die 38-jährige Beate hat es neben Beruf und zwei Kindern geschafft: Ihr HbA_{1c}-Wert liegt wieder bei 6,5 Prozent, nachdem er lange die 9-Prozent-Marke überschritten hatte. Heute muss sie keine Medikamente mehr nehmen, und ihr Leben ist viel ausgefüllter als vorher.

Beate, Sie wirken sehr glücklich und zufrieden. Ihnen hat die Umstellung Ihres Lebensstils offensichtlich gut getan.

Ich habe meinen Lebensstil überhaupt nicht verändert. Mir hat mein Leben immer gut gefallen. Ich habe zwei entzückende Kinder, einen netten Freundeskreis und einen Beruf, der mir Spaß macht. Weshalb sollte ich daran etwas verändern? Das hat mir noch nie eingeleuchtet.

Letztes Jahr hatten Sie aber noch einen HbA_{1c}-Wert von über 9 Prozent und heute hat er sich auf 6,5 Prozent eingependelt. Wie ist das möglich?

Mehr durch Zufall bin ich letztes Jahr in eine Veranstaltung hineingeplatzt, in der es um Diabetes ging. Da wurde mir zum ersten Mal klar, dass mit mir und meinem Leben alles in Ordnung ist. Ich hatte lediglich ein Problem – und das war meine eingeschränkte Gesundheit. Damit konnte ich gut umgehen.

Was haben Sie anders gemacht?

Früher habe ich jedes Mal, wenn mein Arzt mir ins Gewissen geredet hatte, mit einer Diät versucht, mein Gewicht und meine Zuckerwerte in den Griff zu bekommen. Aber ich war an die gutbürgerliche Küche gewöhnt und kochte selbst so. Spätestens wenn wir meine Eltern besuchten, waren alle guten Vorsätze vergessen, und ich machte mich heißhungrig über Mutters Essen her. Heute mache ich keine Diät mehr, ignoriere Mutters Essen und treibe regelmäßig Sport.

Wenn man Ihnen zuhört, wird man an Werbesendungen erinnert, in denen sich der Erfolg ohne Anstrengung einstellt. War das so?

Kein Mensch glaubt, dass es ein Putzmittel gibt, mit dem alles strahlend sauber wird, ohne dass man putzen muss. Aber ich glaubte jahrelang daran, dass man so ganz nebenbei schlank werden und gesund bleiben kann. Das war ein verheerender Irrtum, den ich mit meiner Gesundheit bezahlen musste.

Vor den Erfolg haben die Götter also doch den Schweiß gesetzt?

Nicht den Schweiß, sondern den Verstand. Und der war bei mir irgendwie ausgeschaltet, wenn es um meine Figur und meine Gesundheit ging. Alles andere habe ich in den Griff bekommen, selbst mit zwei kleinen Kindern und einem Job habe ich noch Abendseminare gemacht.

Sie haben also Ihren Gesundheits-Verstand eingeschaltet und wurden wieder gesund?

Nein, ich habe meinen Verstand dazu benützt, meine Handlungen zu hinterfragen und meine Stärken für meine Gesundheit einzusetzen. In der Diabetes-Veranstaltung haben sie hierfür schöne Beispiele gebracht, und ich habe mir überlegt: Wenn ich meine Kinder erziehen kann, dann müsste ich doch auf die gleiche Weise mich selbst erziehen können.

Und das ging so einfach?

Mit blieb gar nichts anderes übrig, wenn meine Kinder nicht unter meiner »Schwäche« leiden sollten. Dank meiner Kochkünste waren sie schon auf dem besten Weg, richtige Mollis zu werden. Und was haben sie von einer kranken Mutter oder davon, wenn sie selbst Diabetes bekommen? Damit war das Ziel klar: Ernährungsumstellung und deutlich mehr Bewegung für alle.

Ihre ganze Familie musste mitmachen?

Natürlich. Wir haben uns gemeinsam hingesetzt und einen Plan erstellt, wie wir es machen wollen. Jeder durfte was dazu sagen, weil ja alle mitmachen sollten. Diesen Plan haben wir auf ein großes Blatt geschrieben, das bei uns in der Küche hängt. Und für jedes erreichte Ziel gibt es Belohnungspunkte, auf die die Kinder ganz scharf sind.

Ist das alles nicht sehr anstrengend für dle Familie?

Ganz im Gegenteil, wir haben heute viel mehr Spaß und reden viel häufiger miteinander. Während wir früher den ganzen Sonntag vor dem Fernseher saßen, machen wir heute Wandertouren. Obwohl mein Mann und ich viel arbeiten, nehmen wir uns abends die Zeit, mit den Kindern auf die Schlittschuhbahn zu gehen. Wir haben sogar Inlineskaten gelernt. Jeder hat ein Fahrrad bekommen, damit wir gemeinsame Ausflüge unternehmen können. Und einmal in der Woche gehen wir alle zusammen schwimmen. Durch die vielen gemeinsamen Unternehmungen ist unser Verhältnis richtig locker und entspannt geworden.

Wie haben Ihre Eltern und Ihr Freundeskreis auf diese Umstellung reagiert?

Meine Mutter war tief gekränkt, als wir ihr Mittagessen und ihren Kuchen nicht mehr essen wollten. Und es hat lange gedauert, sie davon zu überzeugen, dass Gutes auch schlecht sein kann. Heute kochen wir um die Wette, wer das leckerste und gesündeste Essen hinbekommt. Der einzige, der immer mal wieder brummt, ist mein Vater. Männer tun sich mit Umstellungen oft schwerer als Frauen. Das merken wir auch in unserem Freundeskreis. Viele Freundinnen haben wir bereits angesteckt. Nur die Männer tun sich schwer, besonders, wenn es um Bier und Braten geht. Deshalb sind für mich gemeinsame Essen immer noch Gefahrensituationen, in denen ich besonders aufpassen muss. Während die Kinder ganz locker damit umgehen und sich strikt weigern, Fettfallen zu essen.

* Aus Gründen des Persönlichkeitsschutzes wurde der Name geändert. Leider befürchten viele Typ-2-Diabetiker immer noch, von anderen ausgegrenzt zu werden. Auch Beate Braun hatte Sorge, von Kollegen und Kolleginnen nicht mehr für leistungsfähig gehalten zu werden.

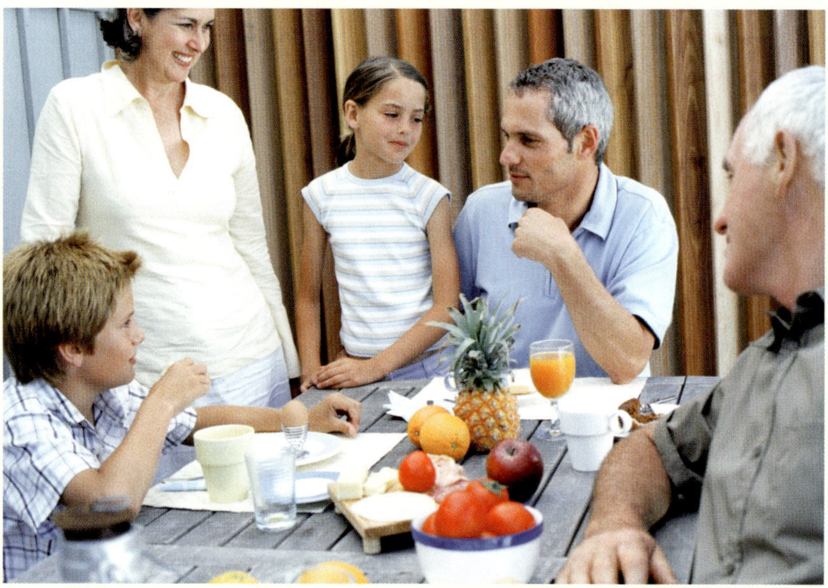

Die Wegweiser

Jeder Mensch kann seine Ziele erreichen, wenn er wie die Eichhörnchen ein Nüsschen nach dem anderen nimmt und das Aller-Oder-Nichts-Prinzip (AONP) vermeidet. Die Langzeitziele Ihres Gesundheitsprojekts »Ernährungsumstellung und mehr Bewegung« erreichen Sie jedoch nur, wenn Sie umdenken, eine grundlegende Kursänderung vornehmen und Ihren bisherigen positiven und negativen Konditionierung den Kampf ansagen.
Während Ihres ganzen Gesundheitsprojekts sollten Sie sich deshalb unbedingt an die Wegweiser halten:

- Langsame Umerziehung der Geschmacksnerven
- Verzicht auf jede Form von Diät, auch auf schnelle Ernährungsumstellung
- Verzicht auf jede Form von körperlicher Überanstrengung
- Regelmäßige Blutzuckerkontrolle und Dokumentation der Werte

Kurzzeitziele

Schon ihr Name ist Programm. Kurzzeitziele sind Ziele, die nicht in ferner Zukunft liegen, sondern innerhalb einer überschaubaren Zeit erreicht werden. Kurzzeitziele sind keine Wunschziele, sondern die erste, konkrete Zwischenstation auf dem langen Weg zum Wunschziel. Sie zu hoch zu stecken und sich von Wunschträumen leiten zu lassen, ergibt wenig Sinn. Denn ruck, zuck holt die Realität Sie ein. Wer jedoch kleine, realistische Ziele anstrebt, kann sich auf schöne Erfolgserlebnisse freuen.
Da am Anfang Ihres Gesundheitsprojekts die Kurskorrektur erst begonnen hat und noch viel Aufmerksamkeit erfordert, sollten Sie die Messlatte nicht zu hoch hängen. Realistische und erreichbare Kurzzeitziele Ihres Gesundheitsprojekts sind:

- Erste Ernährungsumstellung
- Mehr Bewegung im Alltag
- Stillstand des Körpergewichts
- Blutzuckerkontrolle

Mittelfristige Ziele

Mittelfristige Ziele bauen auf erreichten Kurzzeitzielen auf. An ihre Umsetzung sollten Sie erst dann denken, wenn alle Kurzzeitziele zuverlässig umgesetzt wurden. Je nach individuellem Tempo kann dies nach vier bis sechs Monaten der Fall sein. Mittelfristige Ziele wären:

- Eine jährliche Gewichtsabnahme von 5 bis 10 Prozent des Ausgangsgewichts
- Stabile Blutzuckerwerte
- Ernährungsumstellung weitgehend abschließen
- Bewegung und sportliche Aktivitäten in den Alltag integrieren

Belohnung nicht vergessen

Durch die Wegweiser, an die Sie sich halten, vermeiden Sie weitere negative Konditionierungen. Für die positive Konditionierung können Sie selbst sorgen: Belohnen Sie sich! Und zwar immer dann, wenn Sie ein Ziel erreicht haben. Das macht Spaß und Mut, den nächsten Schritt zu wagen. Es stärkt das Vertrauen darauf, auch diesen zu schaffen. Und es lenkt Ihre Aufmerksamkeit auf den Erfolg, auf alles, was Sie bereits geschafft haben.
Denn Ihre Waage wird Ihnen in der ersten Zeit keine Erfolge melden, niemand wird sagen, wie toll Sie abgenommen haben. Nur Ihr Arzt und Sie werden die Veränderungen bemerken. Sie und Ihr Arzt werden es an Ihren Blutzuckerwerten sehen, die sich ständig verbessern, und Sie selbst werden es darüber hinaus an Ihren Kleidern merken, die langsam, aber sicher zu groß werden.
Doch bis es so weit ist, loben und belohnen Sie sich einfach selbst. Wie wär's mit einem schönen Halstuch, einem Theaterbesuch, einem Schönheitstag oder einem guten Buch? Gönnen Sie sich was, selbst dann, wenn Sie eigentlich sparen müssten. Eine Belohnung pro Ziel muss sein – und sei es ein ganz gemütlicher Nachmittag ohne Kinder und ohne Verpflichtungen.

> Belohnen Sie sich, sobald Sie ein Ziel erreicht haben. Zum einen haben Sie es sich verdient, zum anderen wirken Belohnungen motivierend und bestärkend.

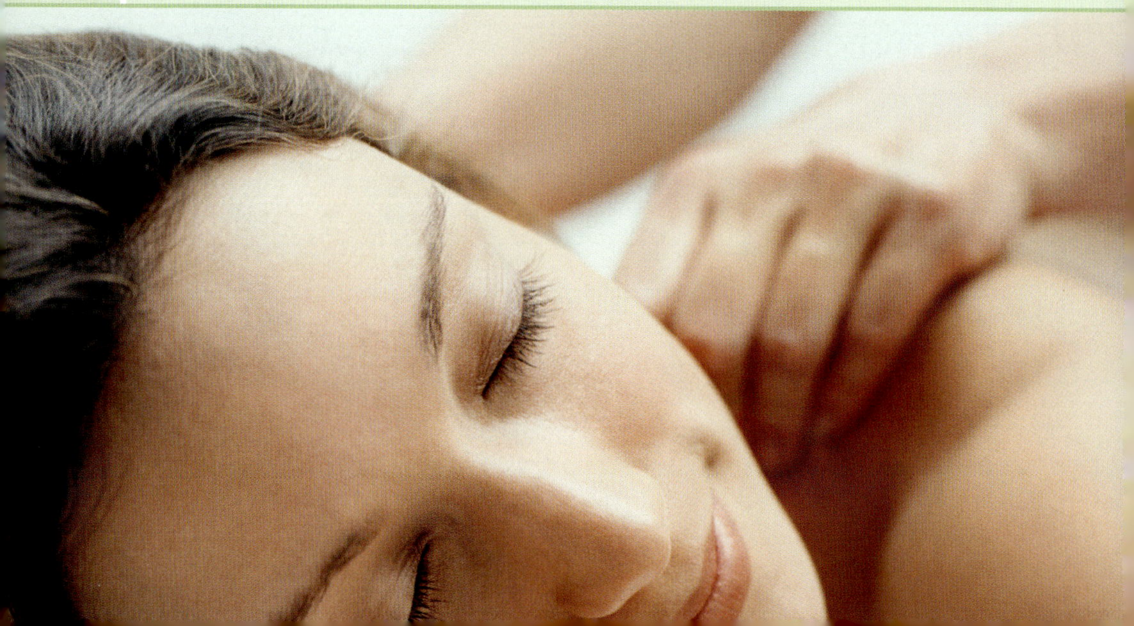

ZIELSETZUNG IM ÜBERBLICK

LANGZEITZIELE

- Alles essen können, was schmeckt, und immer satt sein
- Sich nicht körperlich abquälen müssen
- Blutzuckerwerte in den Griff bekommen
- Schlanker, beweglicher und fitter werden

MITTELFRISTIGE ZIELE

- Eine jährliche Gewichtsabnahme von 5 bis 10 Prozent des Ausgangsgewichts
- Stabile Blutzuckerwerte
- Ernährungsumstellung weitgehend abschließen
- Bewegung und sportliche Aktivitäten in den Alltag integrieren

KURZZEITZIELE

- Stillstand des Körpergewichts
- Blutzuckerkontrolle
- Erste Ernährungsumstellung
- Mehr Bewegung im Alltag

NOTWENDIGE KURSKORREKTUR (WEGWEISER)

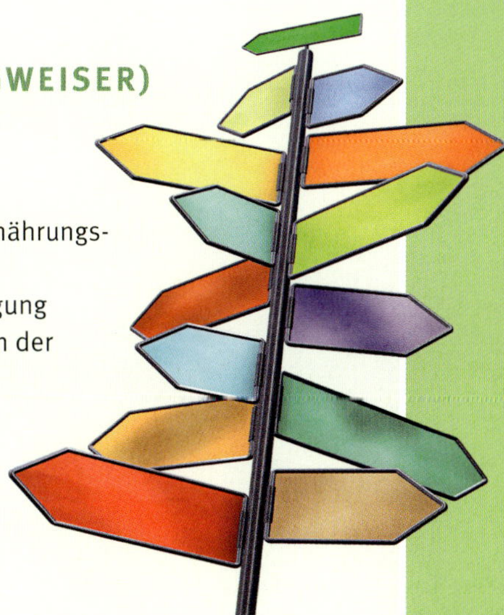

NEGATIVE KONDITIONIERUNGEN VERMEIDEN

- Langsame Umerziehung der Geschmacksnerven
- Verzicht auf jede Form von Diät, auch auf schnelle Ernährungsumstellung
- Verzicht auf jede Form von körperlicher Überanstrengung
- Regelmäßige Blutzuckerkontrolle und Dokumentation der Werte

BELOHNUNG FÜR ERREICHTE ZIELE

POSITIVE SELBSTKONDITIONIERUNG

- Für jedes erreichte Ziel belohnen
- Niemals mit Essen oder gar Süßigkeiten belohnen
- Immer sofort nach dem Erreichen des Ziels belohnen
- Belohnungen nicht verschieben oder wegen äußerer Zwänge ausfallen lassen

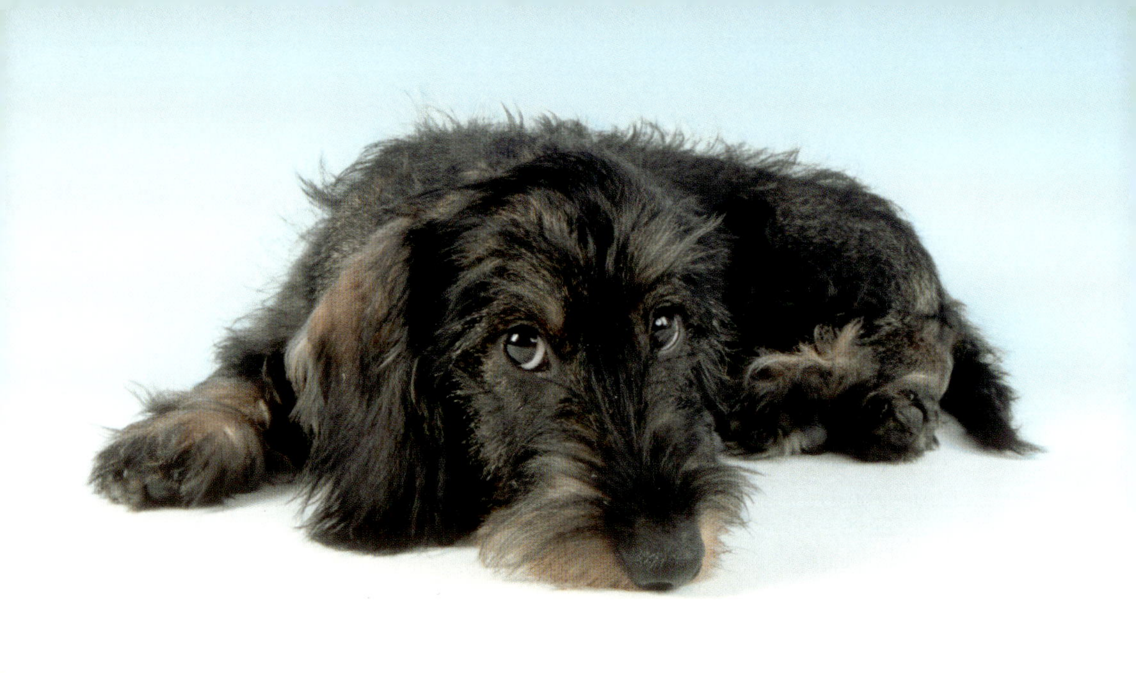

Der dicke Dackel Emil

Die Ziele sind gesteckt, der Weg ist geklärt. Nun könnte es eigentlich losgehen mit Ihrem Gesundheitsprojekt »Ernährungsumstellung und mehr Bewegung«. Tut es aber nicht, weil es gerade jetzt so schlecht passt, die Kinder so anstrengend sind, ein Geburtstag ansteht, im Büro zu viel los oder bald Weihnachten ist. Es gibt viele Gründe, warum nicht heute, sondern erst morgen begonnen werden kann. Ein Morgen, das niemals kommt, weil auch morgen auf morgen verschoben wird.

Und wer ist schuld daran? Der dicke Dackel Emil! Manche sagen zu ihm auch »innerer Schweinehund«, aber das ist ungerecht. Denn der dicke Dackel Emil ist ein sehr gemütlicher Geselle. Ganz dicker Dackel, liegt er gerne entspannt auf dem Sofa unter einer wärmenden Wolldecke und lässt sich vom Fernsehen berieseln. Spazierengehen ist ihm ein Gräuel, und bei Regen ist er nicht aus dem Haus zu bekommen. Wenn es nach ihm geht, reicht es vollkommen aus, Bewegung darauf zu

beschränken, vom Sofa zum Napf zu gehen, zu futtern und sich dann wieder aufs Sofa zurückzuziehen.
Emil ist gesellig. Ihm gefallen Menschen, die es sich gut gehen lassen, die, wie er, gerne viel und gut essen und zu einem guten Tropfen niemals Nein sagen würden. Skifahrer, Marathonläufer, Radfahrer oder Jogger sind in seinem Bekanntenkreis nicht zu finden, mit ihnen hat Emil nichts gemein. Er fährt lieber Auto oder mit der Bahn. Da kann er die Welt ganz in Ruhe bewundern, ohne dabei aus der Puste zu kommen.

Jeder hat seinen Emil

Der dicke Dackel Emil ist ein Phänomen. Er sitzt im Kopf eines jeden Menschen. Jeder kennt seine einschmeichelnde Stimme und seine Taktik, wie er zurück aufs Sofa kommt. Seine Argumente, es sich bequem zu machen oder noch was Leckeres zu essen, sind bestechend und überzeugend. »Einmal ist keinmal«, »Sport ist Mord«, »Die Pizza kannst du ruhig essen, dafür isst du morgen einfach weniger«, »Bei diesem Wetter jagt man keinen Hund vor die Tür« sind nur eine ganz kleine Auswahl aus seinem riesengroßen Repertoire. Emil möchte für jeden nur das Beste, und das ist seiner Ansicht nach: es sich bequem machen, reichlich essen, Anstrengung und Stress vermeiden.

Wie kommt Emil in meinen Kopf?

Es ist eine lebenslange Geschichte. Emil zog bei Ihnen bereits als Welpe ein, als Sie selbst noch ein Kind waren. Damals war er nicht so dick wie heute und meldete sich noch recht ungestüm zu Wort. Sie wurden richtig wütend, wenn Sie etwas tun sollten und keine Lust hatten oder es Spinat gab, den Sie nicht mochten. Er war es auch, der Ihnen riet, die Schokolade aus Mutters Schrank zu stibitzen und aufzuessen oder das Geld fürs Pausenbrot in Cola zu investieren.

Gut gemeint, doch schlecht beraten

Der dicke Dackel Emil hat es immer nur gut mit Ihnen gemeint. Seit Ihrer Kindheit ist er darauf bedacht, sich alle negativen Erfahrungen, die Sie machten, zu merken und Sie vor solchen Situationen zu warnen. Positiv ist für ihn alles, was bequem ist und dick macht, weil einer seiner Vorfahren das Schonprogramm des Körpers ist. Unnötige körperliche Anstrengungen hasst er, hungern kommt für ihn nicht in Frage. Vor solchen Aktionen warnt er Sie besonders eindringlich. Auch ein unangenehmes Gespräch oder den fälligen Hausputz erkennt er sofort als schädlich für Sie und rät Ihnen, solche Sachen um mindestens einen weiteren Tag zu verschieben. Ein

Stück Torte, Schweinebraten oder Hamburger lassen ihn hingegen jubeln. Weil er todsicher weiß, dass Ihnen das schmeckt, quält er Sie so lange, bis Sie zugreifen.

In alte Ketten gefesselt

Der dicke Dackel Emil ist die Stimme in Ihrem Kopf, die Sie daran hindert, das zu tun, was Sie tun möchten. Unter dem Deckmäntelchen, nur das Beste für Sie zu wollen, flüstert Ihnen diese Stimme alte, längst überholte Wahrheiten ein. Alle negativen Lernerfahrungen werden von Emil als Beleg dafür herausgekramt, weshalb Sie sich auf keinen Fall weiterentwickeln oder irgend etwas verändern sollen. Sie sind einmal beim Waldlauf gestürzt? Schon führt er an, dass jeder Waldlauf gefährlich ist. Ein nahestehender Mensch hat Sie verletzt? Gleich rät er zu generellem Misstrauen gegenüber Menschen. Emil ist ein wahrer Miesmacher, ein Hemmschuh, der nur eine Lösung kennt: faul zu sein, alles beim Alten zu lassen, nie Neues zu wagen und alte Gewohnheiten beizubehalten. Weil niemand Sie so gut kennt wie Sie sich selbst, treffen Emils Argumente immer ins Schwarze und erwischen Sie immer an Ihrer Achillesferse.

Mit der Zeit wurde Emil stark

Emil wurde so dick, weil Sie ihn ständig darin bestärkt haben, dass seine Ansichten die richtigen sind. Seine Siege sind leichte Siege, weil Sie Ihre Negativkonditionierungen schon lange nicht mehr überprüfen und ihm deshalb in allen Punkten unkritisch glauben. Natürlich sind Muskelkater oder Hungergefühle unangenehm, das hat sich Emil gemerkt, ebenso die Argumente, mit denen er Sie von solchen unangenehmen Erlebnissen abhalten kann. Das war allerdings nur richtig, als Sie noch auf dem falschen Weg waren. Für den dicken Dackel Emil hat sich trotz neuem Erfolgsweg nichts geändert – und für Sie wird sich wenig ändern, wenn Sie ihm weiter kritiklos gehorchen.

Emil, der strahlende Sieger

Über alle großen und kleinen Entscheidungen des Lebens muss nachgedacht, das Für und Wider abgewogen werden. Doch sobald es um Essen und Bewegung geht, steht der dicke Dackel Emil auf der Matte und verteidigt seine Position. Er wälzt alle Stimmen nieder, die gegen ihn sind. Schließlich ist er daran gewöhnt, dass Sie ihm gehorchen und dass er immer als Sieger hervorgeht. Bei jeder Diskussion steht das Ende bereits am Anfang fest. Der dicke Dackel Emil setzt seinen Willen durch: Sie gehen nicht spazieren, essen die Pralinen oder verspeisen zwei Grillwürstchen, obwohl Sie das eigentlich gar nicht wollen.

Niemand wird ihn los

Da Emil von einem alten Bio-Schonprogramm abstammt, das genauso vererbt wurde wie Hunger und Bewegungsfreude, wird er Sie nicht mehr verlassen. Er wird Sie Ihr ganzes Leben begleiten, obwohl er in unserer modernen Gesellschaft eher schädlich als nützlich ist. Denn er sorgt dafür, dass Sie sich ausruhen, ohne sich körperlich angestrengt zu haben, dass Sie kalorienreiche Nahrung essen, ohne Hunger zu haben. Dafür, dass Sie krank, dick und träge werden, obwohl Sie gesund, schlank und fit sein wollen.

Gedankenstimmen

Gedankenstimmen sind die Ergebnisse Ihrer Lernerfahrungen. Sie sind all das, was Sie denken, und letztlich das, was Sie als Persönlichkeit mit Ihren ganzen Einstellungen, Haltungen und Urteilen ausmacht. Sie sind tief in Ihrem Kopf verankert und nicht mehr zu löschen. Doch welches Gewicht Sie einer Gedankenstimme geben, das können Sie bestimmen und damit Ihre Lebenshaltung und Ihre Einstellungen verändern.

Gedankenkarussell

Menschen denken nicht nur einen Gedanken nach dem anderen, sondern viele gleichzeitig. Manche sind lauter, manche leiser, manche stehen im Vordergrund, andere sind schwach im Hintergrund zu bemerken. Typisches Beispiel: Sie stehen im Kaufhaus vor einer Rolltreppe, hatten sich aber vorgenommen, nicht mehr Rolltreppe zu fahren. Schon startet ein ziemliches Durcheinander in Ihrem Kopf. »Gesünder wäre es, zu Fuß zu gehen, aber doch nicht heute, wo ist eigentlich die andere Treppe, wenn ich es nicht so eilig hätte, man muss nicht überall konsequent sein, so fängt der Schlendrian an, hier in der schlechten Luft kann Treppensteigen nicht gesund sein, wo sind meine Schlüssel, ach ja, in der Tasche, na gut, nehme ich halt die Rolltreppe, aber morgen mache ich wirklich mehr, was wollte ich eigentlich im zweiten Stock, ach ja, Stricknadeln, irgendwie bekomme ich Hunger, bald geht es mir wie Frieda ...«

INFO

»DENKELN« KANN JEDER

Beim »Denkeln« hören Sie viele Stimmen in Ihrem Kopf. Zugfahrten, Spaziergänge und Wartezimmer sind hierfür besonders gut geeignet. Denkeln ist die kleine Schwester von Denken. Denkeln ist, wenn man vom Hölzchen aufs Stöckchen kommt, die Gedanken nicht auf ein Ziel gerichtet sind, sondern jede Gedankenstimme gemütlich vor sich hinplappert.

Die Gedankenkonferenz

Der Mensch handelt, wie er denkt. Und er denkt, was er gelernt hat. Erinnern Sie sich? In der Gedankenkonferenz schließt sich der Kreis. Hier treffen alle Ihre positiven und negativen Lernerfahrungen und Konditionierungen in Form von Gedankenstimmen aufeinander. Bei jeder Entscheidung zum Handeln oder Nicht-Handeln wägen Sie in Gedanken die verschiedenen Argumente ab, die für die eine oder andere Seite sprechen.
Wenn Sie einmal genau darauf achten, werden Sie feststellen, dass Sie viele Gedanken zu Gruppen zusammenfassen können. Da gibt es die positiven Gedanken, die Sie ermutigen, mit denen Sie sich loben, sich Mut zusprechen. Aber es gibt auch die negativen Gedanken, die Sie verzagt und unsicher machen, mit denen Sie sich selbst in Frage stellen, jedes Vorhaben sofort negieren.

Wer schreit, hat nicht recht

Bei jeder demokratischen Entscheidung sollten zunächst alle Teilnehmer zu Wort kommen und dann ein gemeinsames Ergebnis fällen. Bei Ihrer Gedankenkonferenz geht es zurzeit aber noch nicht sehr demokratisch zu. Ihre Entscheidungen werden von einer einzigen Gedankenstimme bestimmt: vom dicken Dackel Emil. Er drängt sich vor, quatscht dazwischen, redet am lautesten, sodass Sie nur ihn hören und beachten – und letztlich das tun, was er Ihnen diktiert.
Sie sind – wenn es um Ihre Gesundheit, Ihre Ernährung und Ihr Bewegungsverhalten geht – so daran gewöhnt, ihm zu gehorchen, dass Sie die anderen Stimmen nicht mehr beachten.
Da meldet sich zwar hin und wieder ein leises Stimmchen, das Ihnen sagt, dass Sie beim Spazierengehen schon so viele schöne Sachen erlebt haben. Es erinnert daran, wie gut der Wald roch, wie schön das Meer glitzerte, als Sie dort lang gingen. Oder ein anderes Stimmchen findet, dass Weintrauben und Äpfel lecker schmecken. Sie alle werden von Emil einfach niedergewalzt. Er ist in jeder Ihrer Gedankenkonferenzen der strahlende Sieger und möchte es bleiben.

Ein Herrscher wird entthront

Emil können Sie weder ignorieren noch loswerden. Sobald Sie eines von beiden versuchen, wird er erst richtig massiv. Er ist gern Ihr Herrscher und will es natürlich auch bleiben. Aber Sie können ihm seine Macht nehmen und sich damit einen Weg bahnen, endlich das zu tun, was Sie wirklich tun möchten: sich für Ihre Gesundheit einsetzen und Ihr Gesundheitsprojekt erfolgreich durchführen. Und zwar ohne Gefahr zu laufen, dass er Ihnen wieder alles kaputt macht.

Die Stopp-Technik

Um Emils Vormachtstellung einzugrenzen, hat sich die Stopp-Technik bestens bewährt. Bei kurzfristigen Aktionen und Entscheidungen wirkt sie sehr viel besser als jede Diskussion mit sich selbst. Sobald Sie anfangen zu diskutieren, haben Sie den Kampf gegen Emil schon verloren. Er ist ein Siegertyp. Aber seine Macht schwindet, wenn Sie sich erst gar nicht auf einen Kampf mit ihm einlassen.

Eine typische Situation: Sie haben sich vorgenommen, täglich einen Spaziergang zu machen. Bereits am zweiten Tag wird es dem dicken Emil zu viel und er versucht Sie davon zu überzeugen, dass Sie den Spaziergang heute besser ausfallen lassen sollten. Morgen sei auch noch ein Tag, heute hätten Sie so schlecht Zeit und eigentlich gar keine Lust, so seine Argumente. Denken Sie in einem solchen Moment ganz laut: »Stopp! Ich gehe trotzdem los ,und zwar sofort.« Auch wenn es Ihnen am Anfang albern und kindisch erscheint: Denken Sie nur diesen einen Satz immer wieder und bemühen Sie sich, ihn laut zu denken. Je lauter Sie denken, desto besser schreit dieser Satz Emils Argumente nieder. Allerdings sollten Sie dann auch gleich losgehen, denn je eher Sie losgehen, umso kürzer ist die Zeit, in der Sie Emil niederbrüllen müssen.

Die erste Hürde ist damit zwar geschafft, aber schon nach kurzer Zeit meldet Emil sich wieder. Er hat genug und möchte wieder umdrehen, er quengelt und nervt wie ein kleines Kind. Nichts passt ihm, alles ist langweilig. Und er malt Ihnen in den schönsten Farben aus, wie schön es wäre, jetzt gemütlich zu Hause zu sitzen und zu lesen.

Ihnen steht die Leitung zu

In einer solchen Situation, die länger anhält, reicht die Stopp-Technik nicht aus. Jetzt brauchen Sie Verbündete, Gedanken, die Sie in Ihrem Handeln unterstützen. Übernehmen Sie dazu in Ihrer Vorstellung den Vorsitz bei Ihrer Gedankenkonferenz. Nachdem der dicke

› Ein klares Stopp bringt den dicken Dackel Emil zum Schweigen.

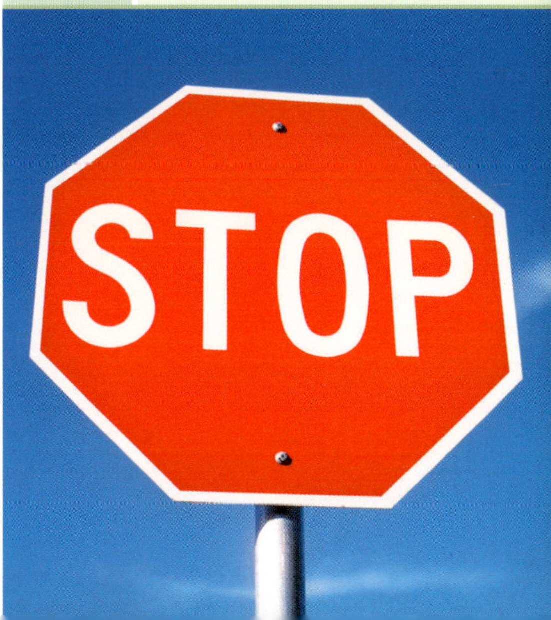

GEDANKENSTIMMEN

Gedankenstimmen gibt es viele. Hier nur eine kleine Auswahl von solchen, die häufig vorkommen und sich nicht selten widersprechen.

DIE EIFRIGE NICKERIN

Die eifrige Nickerin unterstützt jedes Vorhaben mit großer Begeisterung. Sie möchte alles sofort umsetzen, kennt weder Schwierigkeiten noch Probleme. »Spazierengehen ist wirklich schön; natürlich nehme ich sofort ab; neue Rezepte auszuprobieren ist eine ganz tolle Idee; einen Waldspaziergang zu machen ist einfach genial.«

DIE PESSIMISTIN

Sie meldet sich meist sofort, wenn die eifrige Nickerin gesprochen hat. Die Pessimistin schildert jedes Vorhaben in den schwärzesten Farben, sieht nur Misserfolge und Stolpersteine. »Wahrscheinlich bekomme ich eine saftige Erkältung, wenn ich hier weiter durch den Regen gehe; ich bekomme sicher ganz viele Falten, wenn ich abnehme; regelmäßig etwas zu machen, das habe ich noch nie geschafft; Erfolg haben die anderen, aber ich doch nicht.«

DIE OPTIMISTIN

Sie ist die Gegenspielerin der Pessimistin und wiegelt alle Bedrohungen ab. Sie sieht positiv in die Zukunft und glaubt daran, dass Sie alle Ziele erreichen. »Der Spaziergang wird meinen Blutzucker normalisieren; mit Diabetes kann ich leben und fertigwerden; ich habe schon so viele Ziele erreicht, das bisschen Ernährungsumstellung schaffe ich auch.«

DIE TRÖDLERIN

Sie hat jede Menge Zeit. Weshalb soll man sich abhetzen, wenn es so viel Kleinkram zu erledigen gibt, man sich so leicht in Nebensächlichkeiten verlieren kann? »Was für ein schönes Steinchen, das muss ich mir genauer anschauen; ich kann ruhig ein wenig langsamer gehen, es hetzt mich niemand; wie waren eigentlich meine Messwerte vor zwei Monaten?«

DIE ENERGISCHE

Sie kann die Trödlerin auf Trab bringen und ist die beste Verbündete gegen den dicken Dackel Emil. Sie lässt sich wenig gefallen und hat eine recht laute Stimme. Ihr haben die anderen Stimmen – und der Dackel Emil – oft nur wenig entgegenzusetzen. »Jetzt wird weitergegangen; Schluss mit dem Lamentieren; was soll das mit der Praline, die will hier keiner, weg damit.«

Dackel Emil seine Argumente vorgebracht hat, können Sie beispielsweise die Frage stellen, was dafür spricht, weiterzugehen. Viele helfende Stimmen werden sich zu Wort melden, aber Emil wird immer dazwischenquatschen. Wenn Sie seine Zwischenrufe jedes Mal abblocken, indem Sie ihm energisch sagen, dass er jetzt nicht dran ist, wird er mit der Zeit ruhiger, und alle anderen Stimmen können auch einmal zu Wort kommen. Spaziergänge sind die beste Gelegenheit, um ungestört den Vorsitz in einer Gedankenkonferenz zu üben. Niemand unterbricht Sie, das Gehen lässt die Gedanken leicht hervorkommen, und Sie haben Zeit, Ihre einzelnen Gedankenstimmen wieder kennen zu lernen und Ihren Gedanken in Ruhe nachzuhängen.

Neue Routinen schaffen

Viele Menschen glauben, Routine wäre ein anderes Wort für Langeweile. Aber wir brauchen sie. Unser Leben wäre von Entscheidungen überlastet, wenn es nicht die Routinen und Gewohnheiten gäbe, die uns entlasten. Da wird der Schlüssel oder die Post immer an die gleiche Stelle gelegt, immer nach dem gleichen Ablauf werden die Fenster oder das Auto geputzt. Es braucht zwar einige Zeit und Konzentration, bis eine Routine aufgebaut ist, aber wenn sie einmal steht, läuft alles wie von selbst. Man muss nicht mehr darüber nachdenken – und der Kopf bleibt frei für wichtigere Dinge.
Ein gutes Beispiel für den Aufbau einer Routine ist das Autofahren. Am Anfang muss an alles gedacht werden: kuppeln, schalten, Kupplung langsam kommen lassen, gleichzeitig langsam Gas geben ... Alles ist ziemlich mühsam und schwierig. Weil der Ablauf aber immer der gleiche ist, stellt sich mit der Zeit Routine ein, und alles läuft wie von selbst. Jetzt fängt das Fahren an Spaß zu machen, man hat Freude an der Geschwindigkeit und daran, das Fahrzeug zu beherrschen.

Routine bekämpft Emil

Den Vorteil der Routine können Sie beim Kampf gegen den dicken Dackel Emil ausnützen. Routinen sind die effektivste Art und Weise, ihn ganz zum Schweigen zu bringen. Bauen Sie sich deshalb von Anfang an bei allen Neuerungen im Rahmen Ihres Gesundheitsprojekts sofort eine Routine auf. Wenn Sie beispielsweise stets zur gleichen Zeit Ihren Spaziergang machen oder immer zum Olivenöl statt zur Butter greifen, werden Sie sich nach kurzer Zeit so daran gewöhnt haben, dass Sie nicht mehr darüber nachdenken müssen, was Sie tun sollen. Und weil Sie nicht mehr darüber nachdenken, ob Sie etwas machen oder lieber lassen sollen, hat Emil auch keine Chance mehr, Sie zu verführen. So einfach ist das.

Ich möchte was, was ich nicht will

Vor allem am Anfang Ihres Gesundheitsprojekts »Ernährungsumstellung und mehr Bewegung« werden Sie mit Emil schwer zu kämpfen haben. Alte Routinen stehen noch im Weg, neue sind noch nicht fest installiert. Die Verbündeten sind noch zu schwach, die Geschmacksnerven sind nach wie vor an Fett und Zucker gewöhnt, und Ihre Lernprogramme sind noch nicht umprogrammiert. Außerdem fehlen am Anfang die positiven Erfahrungen, die Sie mit der Zeit durch den neuen Umgang mit sich selbst und Ihrer Gesundheit machen. Deshalb werden Sie in der Anfangsphase häufig in Situationen kommen, in denen Sie »den Kuchen essen und behalten«, also zwei sich widersprechende Sachen gleichzeitig machen wollen. Sie wollen die Pommes essen, aber Ihr Verstand sagt Nein. Sie wollen nicht raus, aber Ihr Verstand sagt, dass es wichtig ist.

Konflikte und Lösungen

Konflikte sind unangenehm, auch wenn man sie nicht mit anderen, sondern mit sich selbst hat. Sie entstehen immer dann, wenn Sie sich zwischen zwei Alternativen nicht entscheiden können. Das setzt Sie unter Spannung, lässt Ihre Gedanken um den Konflikt kreisen, und zwar so lange, bis Sie ihn gelöst haben. Deshalb möchten Menschen Konfliktsituationen möglichst schnell auflösen. In der Anfangsphase Ihres Gesundheitsprojekts besteht allerdings ständig die Gefahr, dass Sie nicht das tun, was Sie wirklich wollen, sondern dass logische Handlungen durch die pseudologischen Argumente des dicken Dackels Emil verhindert werden. Denn durch Ihre alten Konditionierungen sind Sie im Grunde immer noch von der Richtigkeit Ihrer bisherigen Lebensweise überzeugt, auch wenn alle Logik dagegen spricht. Das ist immer die große Zeit des dicken Dackels Emil. Er liefert Ihnen alle Scheinargumente, die Sie brauchen, um weiterhin so handeln zu können wie bisher, ohne Ihr Gesicht vor sich selbst wegen Ihrer unlogischen Handlungen zu verlieren. Sie essen »nur noch dieses eine Mal« die Pommes oder bleiben im Sessel sitzen, »weil auch mal ein Ruhetag sein muss«. Damit haben Sie zwar Ihren Konflikt gelöst, aber davon werden weder Ihre Figur noch Ihre Blutzuckerwerte besser. Und Emil lauert begierig auf den nächsten Konflikt, bei dem er siegen wird. Denn was einmal geklappt hat, so seine Logik, klappt beim nächsten Mal wieder. Leider hat er Recht damit.

Trick erkannt, Gefahr gebannt

Haben Sie den Trick aber durchschaut, können Sie Emils Argumente sehr schnell als Scheinargumente enttarnen und so

LÖSUNGSSTRATEGIEN FÜR KONFLIKTSITUATIONEN

Die Konfliktsituation: Sie sind ganz am Anfang Ihres Gesundheitsprojekts, und Ihre Kollegin hat Ihnen Ihren Lieblingskuchen mitgebracht.

Sofort meldet sich der dicke Dackel Emil zu Wort: »Das ist aber lieb von ihr, dass sie an mich gedacht hat. Und auch noch mein Lieblingskuchen. Da habe ich jetzt richtig Appetit darauf.«
Die Stimme der Vernunft wirft ein: »Kuchen wollte ich doch nicht mehr essen, weil dann mein Blutzuckerspiegel wieder so schnell steigt und meine Zellen im Überangebot ersticken.«
Emil sofort: »Auf das eine Stück kommt es bestimmt nicht an, das kann ich eigentlich essen.«
Stopp-Technik mithilfe der »Energischen«: »Stopp! Ich esse ihn nicht. Ich denke gar nicht weiter darüber nach.«
Emil schon leiser: »Aber was mache ich dann mit dem guten Kuchen?«
Die Energische: »Das ist egal. Er muss nicht durch mich wandern und mich krank machen. Er kommt in den Kühlschrank.«
Emil: »Wenn meine Freundin das sieht, ist sie sicher beleidigt.«
Die Energische: »Emil, jetzt reicht's. Wenn sie beleidigt ist, dann kann ich es auch nicht ändern. Der Kuchen kommt jetzt weg.« Sie stehen auf und stellen den Kuchen in den Kühlschrank.

Die Konfliktsituation: Sie haben sich vorgenommen, nach der Arbeit die letzten beiden Busstationen immer zu Fuß zu gehen.

Emil: »Ich bin heute so kaputt nach diesem anstrengenden Tag. Ich werde einfach mal ganz durchfahren.«
Die Stimme der Vernunft: »Ich habe den ganzen Tag gesessen. Ich wollte mich doch mehr bewegen, und mir geht es nach dem Laufen immer viel besser.«
Emil: »Aber der Rücken tut mir heute so weh. Es ist wirklich besser, ich gehe morgen dafür vier Stationen. Dann habe ich genauso viel gemacht.«
Die Stimme der Vernunft: »Gibt es irgendeinen vernünftigen Grund anzunehmen, dass ich morgen mehr Lust habe als heute? Und dann auch noch die doppelte Strecke gehen? Eigentlich keinen.«
Die Energische: »Schluss mit der Debatte. So mache ich mir nur das Leben schwer. Ich stehe jetzt auf und gehe zur Tür.«
Emil: »Das hat keinen Sinn. Ein bisschen kann ich noch sitzen bleiben.«
Die Energische: »Oh, nein. Dann geht das Theater nur weiter. Stopp! Ich gehe, und damit Schluss.« Sie stehen auf und gehen zur Ausgangstür. Von da aus steigt sich's leichter aus.

handeln, wie Sie es vom Verstand her richtig finden. Machen Sie sich klar, dass Sie gerade in einer Konfliktsituation sind und diese zu Ihren Gunsten lösen werden. Mit der Stopp-Technik können Sie dabei Emil ganz gut in Schach halten, und wenn Sie noch »die Energische« Gedankenstimme zu Hilfe rufen, haben Sie eine gute Chance, ihn ruhig zu bekommen.
Mit der Zeit werden Sie immer häufiger über Emil den Sieg davontragen. Sie werden lernen, wo für Sie schwierige Konfliktsituationen sind, wie Sie sich auf diese vorbereiten und wie Sie die Konflikte besser bewältigen können.

INFO

GRUPPENDRUCK

Ob Familie, Freundeskreis oder Kollegen, jede Gruppe braucht Gemeinsamkeiten, mit denen sie sich von anderen Gruppen abhebt. Auch wird jedem Gruppenmitglied eine feste Rolle zugewiesen. Auf diese Weise entsteht eine Zusammengehörigkeit, die intuitiv verteidigt wird. Jeder, der sich anders verhält, als die Gruppennorm es vorsieht, wird zunächst durch sanften, später durch massiven Druck wieder in Reih und Glied gebracht. Gelingt dies nicht, wird der Abweichler ausgeschlossen.

Die großen Verführer

Die größten und schwierigsten Konfliktsituationen, die es zu lösen gilt, entstehen da, wo man sie am wenigsten erwartet: im Freundes-, Bekannten- und Kollegenkreis. Sie sind die größten Verführer! Dagegen ist selbst der dicke Dackel Emil ein Waisenkind. Auch Ihre Freunde und Bekannten meinen es nur gut und sind schwer davon zu überzeugen, dass Sie weder den von Emma so liebevoll gebackenen Kuchen noch die köstlich duftenden, aber so fetten Grillwürstchen beim Gartenfest essen wollen. Interessanterweise führen sie die gleichen Argumente ins Feld wie der dicke Dackel Emil: »Das Stückchen Kuchen wird dir nicht schaden. Nur noch ein Bierchen zum Abgewöhnen. Jetzt habe ich mir so viel Mühe gemacht, damit es dir schmeckt.«
Die Argumente Ihrer Freunde sind bestechend, und Ihr Wille schwindet mit jedem Nein, das Sie sagen müssen. Denn die meisten Menschen können aus der Befürchtung heraus, andere zu verletzen oder ausgegrenzt zu werden, Ablehnungen nur eine begrenzte Zeit durchhalten.

Gemeinsamkeiten verbinden

Sicherlich haben Sie sich schon gefragt, weshalb Freunde, Bekannte und Kollegen Sie zum Mitessen nötigen, obwohl sie wissen, dass Sie Diabetes haben. Das

hat einen ganz einfachen Grund. Menschen sind soziale Wesen, Gruppentiere, die sich aufgrund von Gemeinsamkeiten zusammenschließen. Sei es, weil man die gleichen Ansichten vertritt, miteinander arbeitet, zur gleichen Familie gehört oder die gleichen Interessen hat.
Viele Gruppen können leicht erkannt werden, wie zum Beispiel Polizisten und Fußballfans, bei anderen fällt es schwerer. Aber eines ist in allen Gruppen gleich: Es werden Rituale gepflegt, die zeigen: »Wir gehören zusammen.« An diesen Ritualen müssen sich alle beteiligen. Wer es nicht tut, steht abseits. Manche Familien feiern jedes Jahr in der gleichen Weise Weihnachten, und alle müssen kommen. Es gibt Kegelgruppen, die jedes Jahr zusammen für eine Woche nach Spanien fahren, Freundeskreise, die wöchentlich Skat spielen oder zweimal die Woche joggen gehen. Menschen teilen gerne, und gemeinsame Unternehmungen wirken verbindend. Aber nur so lange, wie sich jeder an die meist unausgesprochenen Spielregeln hält. Entsprechend reagieren Familien- und Freundeskreise oft sehr empfindlich, wenn eines ihrer Mitglieder etwas anderes macht, als die Spielregeln vorschreiben. Sie fühlen sich angegriffen, weil Sie glauben, dass jemand, den Sie mögen, nicht mehr zu ihnen gehören will. Sie fühlen sich als Personen, die etwas mit Gleichgesinnten teilen möchte, abgelehnt.

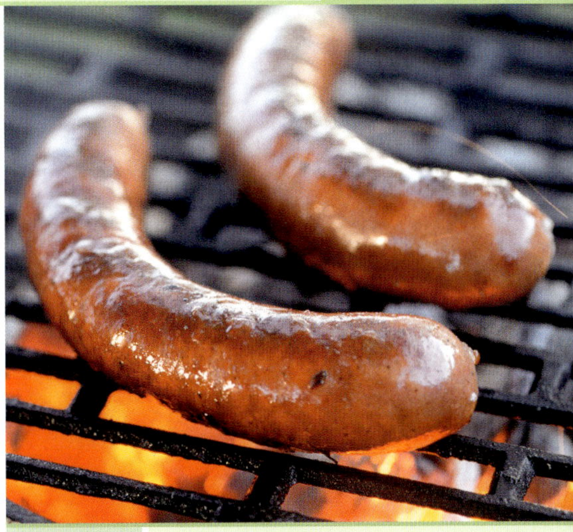

Wer nicht hungrig ist, kann selbst dem Duft einer Grillwurst widerstehen.

Alle meinen es gut mit Ihnen

Essen ist weit mehr als Nahrungsaufnahme: Es ist sozial. Schon Eva bot Adam den Apfel an, um mit ihm Erkenntnisse zu teilen. Wenn Sie von Freunden und Bekannten zum Mitessen genötigt werden, ist dies ein deutliches Zeichen dafür, dass gemeinsames Essen zu Ihren Gruppenritualen gehört. Es ist ein Ritual, das Sie und Ihre Freunde verbindet, Zusammengehörigkeitsgefühle hervorruft, weil alle das Gleiche genießen, es sich gemeinsam schmecken lassen, sich über das Essen unterhalten können. In der Regel ist es uns nicht mehr bewusst, sondern wir wissen es intuititv: Wer mitisst, gehört dazu, wer nicht mitisst, schließt sich aus. Da Ihre Freunde möchten, dass Sie dazugehö-

ren, nicht abseits stehen, werden Sie zu dem aufgefordert, was Sie alle verbindet: zum gemeinsamen Essen.
Um dieses Ziel zu erreichen, schrecken Ihre Freunde vor nichts zurück und wenden alle Tricks an, um Sie wieder zum Mitessen zu bewegen. Sie fühlen sich persönlich gekränkt, wenn Sie ihren guten Kuchen ablehnen, werden sauer, wenn Sie keinen fetten Braten essen, oder laden Sie nicht mehr ein, wenn Sie bei Festen nur im Essen rumstochern. Kurz gesagt, sie üben mächtig Druck auf Sie aus, damit Sie sich so verhalten, wie sie es von Ihnen gewöhnt sind und wie es sich für gute Freunde und Kollegen gehört. Diesem Druck standzuhalten ist nicht leicht, doch mit den richtigen Strategien wird es Ihnen gelingen.

INFO

MENSCHEN KÖNNEN SCHLECHT NEIN SAGEN

In mehreren Untersuchungen konnte nachgewiesen werden, dass es Menschen sehr schwer fällt, mehr als zweimal hintereinander die Meinung eines anderen abzulehnen. Selbst wenn die Argumente sehr unlogisch waren, sagten Studenten lediglich zweimal, dass sie dem nicht zustimmen würden. Beim dritten Argument zeigten sie sich unsicher, und dem vierten stimmten sie zu. Diese menschliche »Schwäche« nützen vor allem Verkäufer und Vertreter aus, um bestimmte Waren an den Mann oder die Frau zu bringen.

Die Grillparty

Eine Grillparty mit Freunden kann stellvertretend für viele ähnliche Konfliktsituationen herangezogen werden. Sie haben gerade mit Ihrem Gesundheitsprojekt begonnen und schon einige Ihrer Kurzzeitziele erreicht. Natürlich möchten Sie bei der Stange bleiben und nehmen sich deshalb fest vor, Grillwürstchen, Fleisch und Kartoffelsalat mit fetter Mayonnaisesoße zu ignorieren. Weil Sie aber davon ausgehen, dass Sie andere Sachen durchaus essen werden, gehen Sie hungrig zum Gartenfest. Es kommt, wie es kommen muss: Kaum sind Sie angekommen, steigt Ihnen der verlockende Duft des Grillfleischs in die Nase und lässt Ihnen das Wasser im Mund zusammenlaufen. Ihr Magen knurrt, und Sie würden jetzt gern was essen. Aber Sie bleiben tapfer und greifen zum Feldsalat. Den Duft in der Nase, den Salat vor sich, schielen Sie neidisch auf die anderen, die vergnügt mampfen. Während Sie noch mit dem dicken Emil kämpfen, ob Sie nicht vielleicht doch »nur ein kleines Würstchen« essen sollen, kommt Ihr Freund vorbei und überreicht Ihnen einen Teller mit seinem schönsten Stück Fleisch, extra für

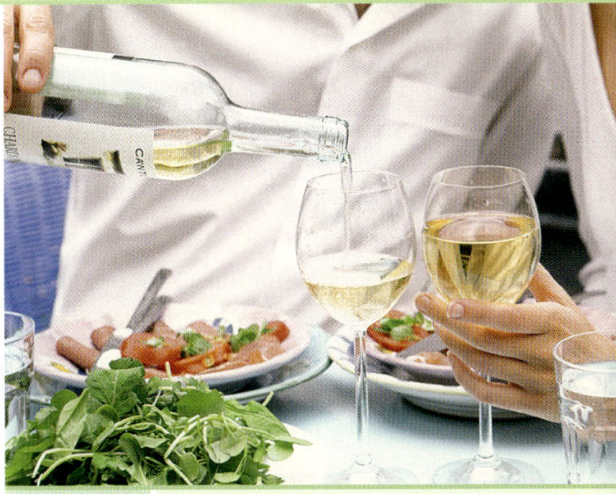

Solange Sie ein gefülltes Glas in der Hand haben, wird es niemandem auffallen, dass Sie nichts trinken.

Sie gebraten. Sie bleiben tapfer und lehnen ab. Verständnislos und leicht gekränkt zieht Ihr Freund wieder von dannen und lässt Sie mit einem schlechten Gewissen und ganz viel Selbstmitleid zurück. Sie haben keinen Spaß an dem Fest, sondern Hunger. Sie fühlen sich miesepetrig und verhalten sich auch so. Sie haben sich mit Ihrem ständigen Neinsagen ausgeschlossen und wurden ausgeschlossen. Sie sind der Kranke, der nicht mitmachen kann.

Schon allein die Vorstellung ist für die meisten Menschen so fürchterlich, dass sie lieber gleich mitessen, als sich in diese missliche Lage zu bringen. Spätestens nach dem zweiten »Ich sollte eigentlich nicht« greifen sie herzhaft zu und ärgern sich am nächsten Tag über ihr »Versagen«.

Wirkungsvolle Tricks

Einer solchen Situation, die für Sie und andere sehr unangenehm ist, brauchen Sie sich nicht auszusetzen, wenn Sie entsprechende Vorbereitungen treffen. Wie Sie schon wissen, ist Hunger ein Grundbedürfnis und motiviert sehr stark zum Handeln. Und unterschätzen Sie niemals Ihre Nase. Denn besonders der Geruch von Essen weckt Ihren Appetit. Gehen Sie deshalb nie hungrig zu einer Grillparty oder einem Fest. Sie werden sonst essen, und zwar Dinge und Mengen, die Sie eigentlich gar nicht essen wollen. Wer hingegen satt ist, kann selbst den verführerischsten Düften widerstehen. Vermeiden Sie außerdem, Essen oder Getränke abzulehnen, weil Sie damit Gruppendruck provozieren oder sich ausschließen. Da Sie ja satt sind, können Sie sich ruhig etwas auf den Teller tun. Niemand wird darauf achten, wie schnell Sie essen. Hauptsache Sie haben noch. Also: nicht aufessen, sondern den Teller mindestens halb voll lassen. In der gleichen Weise können Sie auch mit Bier und Wein verfahren.

Aktiv statt passiv

Schauen Sie sich in Ihrem Freundes-, Bekannten- und Kollegenkreis einmal in Ruhe um. Fast alle wollen abnehmen und schlanker werden, kaum eine Frau ist mit ihrer Figur zufrieden. Außerdem wissen Sie bereits, welche Funktion ein gemeinsames Essen hat. Dass es gar nicht so sehr darauf ankommt, was gegessen wird, sondern auf die Gemeinsamkeit beim Essen. Diese beiden Umstände können Sie ganz elegant für Ihre Ziele nützen.

Vom Neinsager zum Trendsetter

Um beim Beispiel der Grillparty zu bleiben: Werden Sie aktiv und unterbreiten Sie Ihren Freunden und Bekannten neue, leckere Alternativen zum gewohnten Fettangebot. Das hat zudem den Vorteil, dass Sie selbst herzhaft zugreifen können, ohne von Ihrem eingeschlagenen Weg abweichen zu müssen. Natürlich können Sie niemanden mit gegrilltem Paprika hinterm Ofen vorlocken, Sie müssen sich im vertrauten Rahmen bewegen, dicht beim Geschmack der anderen bleiben. Marinieren Sie Putenfleisch und preisen Sie es als besonders schmackhaft und bekömmlich an. Auch Forellen in Alufolie machen sich ganz ausgezeichnet.
Alle Menschen sind neugierig und möchten einmal etwas Neues ausprobieren, auch Ihre Freunde. Aber Neues darf nie zu neu, sondern muss dem Alten ziemlich ähnlich sein. Sonst schmeckt es niemandem. Und da fast alle abnehmen wollen, haben Sie die besten Argumente in der Hand: Ihre Vorschläge schmecken gut, können gemeinsam gegessen werden, sie liegen niemandem schwer im Magen und schlank wird man auch noch. Aber sagen Sie niemals, dass irgendetwas gesund oder gesünder sei, damit werden Sie nur auf Ablehnung stoßen.

! WICHTIG

DIE RICHTIGE WORTWAHL

Wenn Sie Freunde und Bekannte von alternativen Rezepten überzeugen wollen, vermeiden Sie auf jeden Fall alle Wörter mit »gesund«. Die Meisten sind darauf konditioniert, dass »gesund« nicht schmeckt, und sofort negativ eingestellt. Erwähnen Sie lieber, dass etwas fettarm, neu, besonders lecker, was ganz anderes ist. Das macht neugierig.

Als Gastgeber sind Sie im Vorteil

Nichts ist schöner, als mit lieben Freunden und netten Gästen um einen Tisch zu sitzen und gemeinsam zu schlemmen. Laden Sie Ihre Freunde ein und setzen Sie mit leichter und schmackhafter Kost neue Maßstäbe für Essenseinladungen. Aber denken Sie daran: Wer Neues wagt, für den gilt ganz besonders, dass eine gute Planung und die richtigen Vorüberlegungen entscheidend für den Erfolg sind.

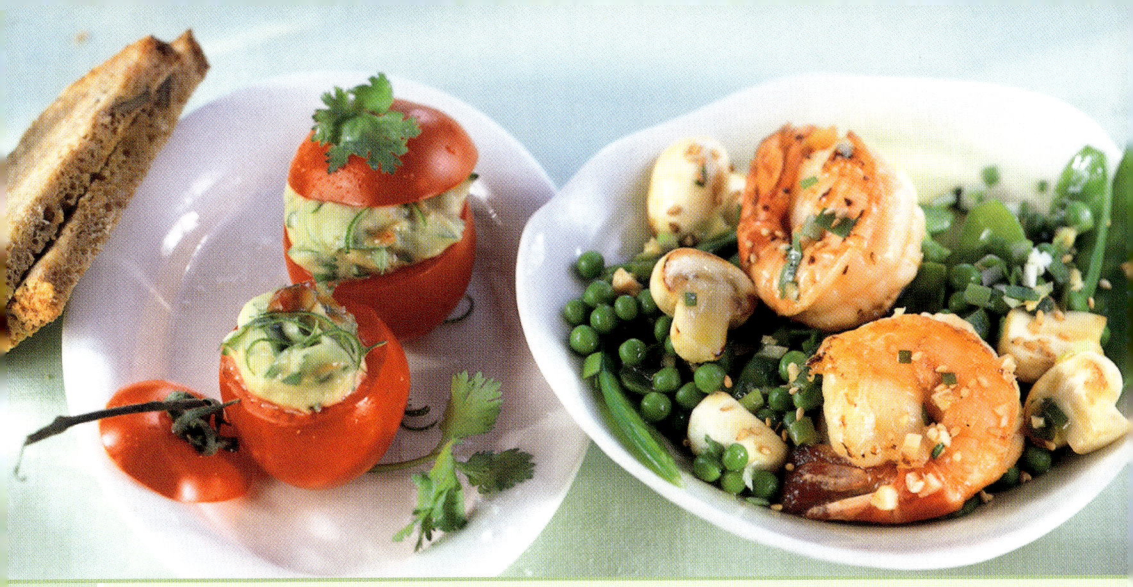

Kochduell auf leichte Art – von Gemüse und Pasta über Fisch und mageres Fleisch bis hin zu fruchtigen Desserts gibt es jede Menge Gerichte, die lecker und bekömmlich sind.

Überlegen Sie sich ganz genau, was Ihre Freunde gerne essen, und stellen Sie an diesem Geschmack orientiert Ihr leichtes, fettarmes Menü zusammen, in dem zudem keine kurzen, sondern nur lange Glukoseketten vorkommen.
Als Vorspeise könnte es beispielsweise einen Feldsalat mit Walnüssen geben oder eine kleine Portion Spaghetti mit Fischragout. Als Hauptgang folgen Paprikaschnitzel oder Hähnchenspieße und als Dessert ein scharfes Erdbeersorbet. In jedem Kochbuch werden Sie viele Anregungen finden. Oder Sie kochen wie bisher, nur leichter und bekömmlicher.
Wichtig ist vor allem eines: Überfordern Sie niemals Ihre Gäste und deren Geschmacksnerven mit einer Küche, die ihnen gänzlich unvertraut ist. Sie wollen schließlich keine Ablehnung ernten, sondern sie zum Kochduell »Schlanke Küche« herausfordern. Sprechen Sie ruhig an, dass Sie von schwerem Essen immer so träge werden und Ihre Figur leidet. Erzählen Sie, wie viel leichter Sie sich fühlen, seit Sie leichter essen. Regen Sie Ihre Freunde an, Ihr Menü bei ihrer nächsten Essenseinladung zu überbieten. Fordern Sie sie zum Wettkampf heraus, wer das leichteste und abwechslungsreichste Essen servieren kann, wer den schmackhaftesten, kalorienärmsten Kuchen backt und die besten Ideen für ein kalorienreduziertes Festbüffet liefert.
Damit setzen Sie neue Ziele in Ihrem Freundeskreis und erhalten die Unterstützung, die Sie dringend brauchen, um Ihr Gesundheitsprojekt erfolgreich durchführen zu können.

STRATEGIEN VON GLEICHGESINNTEN

- **Marion aus Frankfurt, 36 Jahre:** In unserer Freundesclique wird viel gefeiert und reichlich gegessen. Als ich Diabetes bekam, wollte ich alle davon überzeugen, dass wir gesünder essen müssen, schließlich reichte es ja, dass ich ihn hatte. Alle hörten mir brav zu. Aber das war's auch. Ich stieß auf taube Ohren. Zum Glück kam asiatisches Essen und Kochen im Wok in Mode. Ich habe mir sofort einen Wok gekauft und ein Kochbuch dazu. Die nächste Essenseinladung war ein voller Erfolg. Alle beneideten mich um meine asiatischen Kochkünste und wollten es auch lernen. Ganz spontan führten wir einen Asientag pro Woche ein, an dem reihum asiatisch gekocht wird. Das ist bis heute Tradition geblieben.

- **Anneliese aus München, 58 Jahre:** Früher gab es bei uns das typische Essen, das man in Bayern kocht. Als mein Mann Diabetes bekam, wollte ich ihm eine Diät verpassen und habe ihn aus dem Haus gekocht. Erst habe ich mich geärgert und dann überlegt, dass ich es anders angehen muss. Ich habe wieder so gekocht, wie er es gewohnt war, habe aber zuerst überall das Fett weggelassen und abgeschöpft, dann den Zucker. Es gab immer öfter Salat. Heute isst mein Mann ganz gesund, und mir tut's auch sehr gut.

- **Manfred aus Köln, 44 Jahre:** Ich habe keine Schwierigkeiten, anderen Menschen zu sagen, dass ich Diabetes habe. Aber ich hatte immer ziemliche Probleme, ihnen klarzumachen, weshalb ich manche Sachen nicht essen will und darf. Heute sage ich immer, dass Diabetes so eine Art Lebensmittelallergie ist und ich deshalb manche Dinge nicht so gut vertrage. Das versteht jeder, niemand ist beleidigt oder gekränkt, wenn ich manche Sachen nicht mitesse.

- **Erna aus Husum, 72 Jahre:** Meine Freundinnen und ich laden uns seit Jahren gegenseitig zweimal in der Woche zum Nachmittagskaffee ein. Da geht es recht fröhlich zu, und an Sahnetorten wurde nie gespart. Drei verschiedene mussten es sein, so ist es im Norden Sitte. Mittlerweile haben zwei von uns Diabetes, alle haben Bluthochdruck und zu hohe Cholesterinwerte. Trotzdem haben wir lange beratschlagt, ob so alte Tanten wie wir sich noch an neue Sitten gewöhnen können. Vor einem halben Jahr haben wir es ausprobiert. Und es geht prächtig. Statt Sahnetorten gibt es jetzt selbstgebackenes Vollkornbrot mit Früchtequark. Am Anfang war es schon komisch, aber wir haben uns schnell daran gewöhnt. Und schon die tollsten Rezepte erfunden.

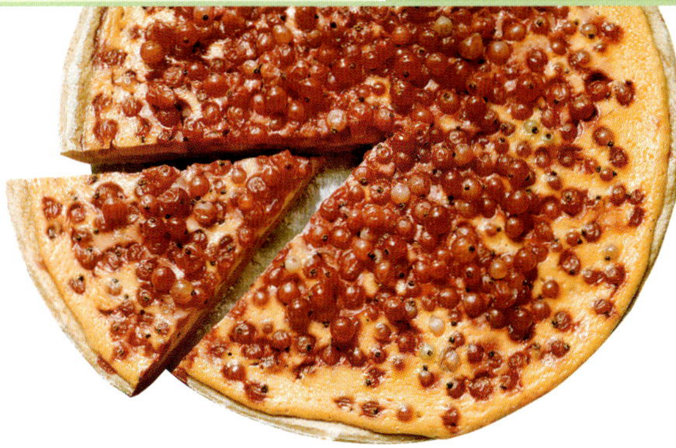

Aller Anfang ist schwer

Mit der Diagnose Typ-2-Diabetes hat für Sie ein neuer Lebensabschnitt begonnen. Doch anders als beispielsweise nach einem Umzug oder der Geburt eines Kindes hat sich in Ihrem Umfeld nichts verändert. Alles ist gleich geblieben, nur Sie möchten sich verändern, möchten bewusster und selbstbestimmter mit Ihrem Leben und Ihrer Gesundheit umgehen. Deshalb müssen Sie sich – vor allem am Anfang – darauf gefasst machen, dass Sie in viele Situationen kommen, die Ihnen vertraut sind und sofort Ihre alten Gewohnheiten und den dicken Dackel Emil wachrufen, die Sie zu Ihrem alten Verhalten verführen. Machen Sie doch einfach aus diesem Nachteil einen Vorteil. Da Sie genau wissen, was auf Sie zukommt, können Sie sich im Vorfeld gut vorbereiten und die entscheidenden Gegenmaßnahmen für solche Konfliktsituationen ergreifen.

Familienfeste sind Fressorgien

Bei den meisten Familienfesten wie Geburtstagen, Weihnachten oder Ostern sitzt man lange zusammen, es wird viel gegessen und getrunken. Groß ist die Versuchung und lang die Zeit, wenn Sie hier widerstehen wollen. Gehen Sie daher nie mit leerem Magen zu Familienfesten, sondern essen Sie vorher eine Portion Spaghetti mit Tomatensoße oder zwei Scheiben Vollkornbrot mit Quark. Das hält lange satt und Sie sind gegen Anfechtungen gefeit. Dann können Sie ruhig etwas mitessen, weil Sie ganz von allein weniger und gezielter auswählen. Und sicherlich finden Sie auch jemanden, der mit Ihnen einen Verdauungsspaziergang macht.

Kaffeekränzchen und Geburtstagsfeiern

Es versteht sich von selbst, dass Sie sich einer solchen Konfliktsituation nicht mit leerem Magen aussetzen. Für schüchterne Menschen ist es ratsam, sich ein Stück von dem Kuchen auszusuchen, den sie am liebsten mögen, und diesen sehr langsam zu essen. Mutigere gehen in die Offensive und bringen einen leckeren, mit wenig Zucker zubereiteten Obstkuchen mit, den sie nach »einem ganz neuen und von einem Prominenten empfohlenen Rezept« selbst gebacken haben. Sie können sicher sein, dass alle Ihren Kuchen probieren wollen und dass er ihnen schmeckt. Und schon haben Sie den Anfang für einen neuen Trend gemacht.

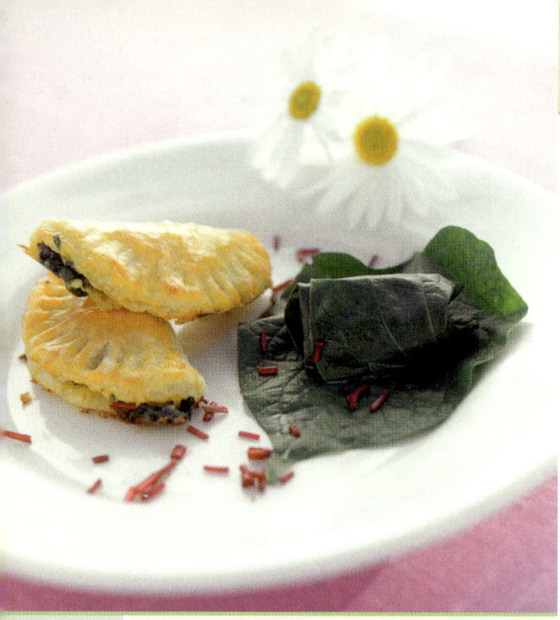

Die feine Küche ist leicht und gesund. Hier können Sie ruhig zugreifen.

Wir gehen aus und kehren ein

Sie möchten abends einmal so richtig teuer und elegant zum Essen gehen, weil es etwas Besonderes zum Feiern gibt? Dem können Sie unbesorgt entgegensehen. Für eine solche Situation ist die Frage »Was ziehe ich an?« sehr viel schwieriger zu lösen als die Frage nach dem Essen. Denn in sehr teuren Restaurants können Sie so gut wie alles essen. Die Portionen verhalten sich umgekehrt proportional zum Preis – je teurer, je kleiner. Die verarbeiteten Lebensmittel sind von ausgezeichneter Qualität und für die schlanke Linie geeignet. Wenn Sie nicht mehr als zwei Gänge essen und auf Desserts verzichten, sind Sie immer auf der richtigen Seite. Gänzlich anders sieht es aus, wenn Sie in gutbürgerlichen Gaststätten einkehren. Hier finden Sie auf der Speisekarte fast nur Kalorienbomben. Aber auch da kann man sich gut durchmogeln. Eine klare Suppe vorweg nimmt Ihnen den ersten Hunger und Appetit. Wählen Sie als zweiten Gang Fisch oder unpaniertes Fleisch mit einem großen Salatteller. Und trinken Sie viel Wasser zum Essen. Das macht schneller satt.

Und wenn alles nichts nützt?

Sie hatten sich gut auf die Konfliktsituation vorbereitet, alles sah bestens aus – und trotzdem hat der dicke Dackel Emil wieder gesiegt. Machen Sie sich nichts draus, das kann jedem mal passieren. Verschwenden Sie keine Energie und Gedanken darauf, sich selbst klein zu machen. Versuchen Sie lieber herauszubekommen, wo die Versuchung so groß war, dass Sie ihr erlegen sind. Und bereiten Sie sich auf solche Versuchungen das nächste Mal noch besser vor.
Aber machen Sie auf gar keinen Fall den Fehler zu glauben, dass Sie versagt hätten und sich »das alles sowieso nicht lohnt, weil ich es nie schaffen werde«. Ein Rückfall ist nicht das Ende, sondern ein Denkanstoß, ein Fingerzeig, dass die Schritte, die Sie machen wollten, vielleicht einfach zu groß sind. Niemand ist von Anfang an perfekt. Und Fehler sind dazu da, um aus ihnen zu lernen.

SPEZIELLE FRAGEN ZUM GESUNDHEITSPROJEKT

Wenn es um meine Wünsche und Ziele geht, weiß ich oft nicht so genau, was ich möchte. Wie bekomme ich hier Klarheit?

Bei vielen Menschen sind ihre Wünsche unter einem großen Berg von rationalen Überlegungen verschüttet. Hier gibt es einen guten Trick: Stellen Sie sich vor, vor Ihnen steht eine Fee, die Ihnen drei Wünsche erfüllt. Sie dürfen sich wünschen, was Sie wollen. Einzige Bedingung: Jeder Wunsch muss ganz klar und eindeutig formuliert sein und darf nichts mit Geld zu tun haben.

Mein Mann hat Diabetes. Ich möchte ihm gerne helfen, koche gesünder und habe jede Menge Informationen für ihn gesammelt. Aber er ignoriert alles. Was kann ich noch machen?

So hart es klingt: gar nichts. Ihr Mann ist erwachsen und hat für sich eine Entscheidung getroffen. Obwohl er von Ihnen und von medizinischer Seite jede Hilfe bekommt, möchte er seinen Diabetes ignorieren und so weiterleben, als wäre seine Gesundheit nicht eingeschränkt. Weshalb er diesen Weg wählt, der ihn gefährdet und Sie belastet, könnte ein Psychologe herausfinden. Da er diese Hilfe sicherlich ablehnt, müssen Sie, wenn Sie selbst gesund bleiben wollen, für sich einen Weg finden, wie Sie mit seiner Entscheidung leben können.

Obwohl ich mir große Mühe gebe, kann ich meine Gedankenstimmen nicht zuordnen. Kann es sein, dass ich zu konfus bin?

Nein! Sie sind – wie die meisten Menschen – einfach noch ein wenig ungeübt. Fangen Sie langsam an und unterteilen Sie zunächst Ihre Gedanken in positiv-unterstützende und negativ-behindernde. Stellen Sie sich eine Wunschfrage wie »Was ist, wenn ich Abteilungsleiterin werde?« oder »Was passiert, wenn ich allein in den Urlaub fliege?«. Hilfreich kann es sein, sich am Anfang alles aufzuschreiben, was einem zur Wunschfrage einfällt. So ergibt sich schneller eine Struktur. Und je öfter Sie auf Ihre Gedankenstimmen achten, umso leichter wird es Ihnen fallen, sie genauer einzuordnen.

Stimmt es, dass Diabetiker wie Alkoholiker rückfallgefährdet sind?

Ja und nein. Diabetes ist keine Sucht wie Alkoholismus, und deshalb kann es auch keinen Rückfall in die Sucht geben. Aber bei Diabetikern kommt es häufig vor, dass sie in die Bewegungslosigkeit und ihre alte Ernährungsgewohnheiten zurückfallen. Deshalb müssen Diabetiker den dicken Dackel Emil besonders gut im Auge behalten.

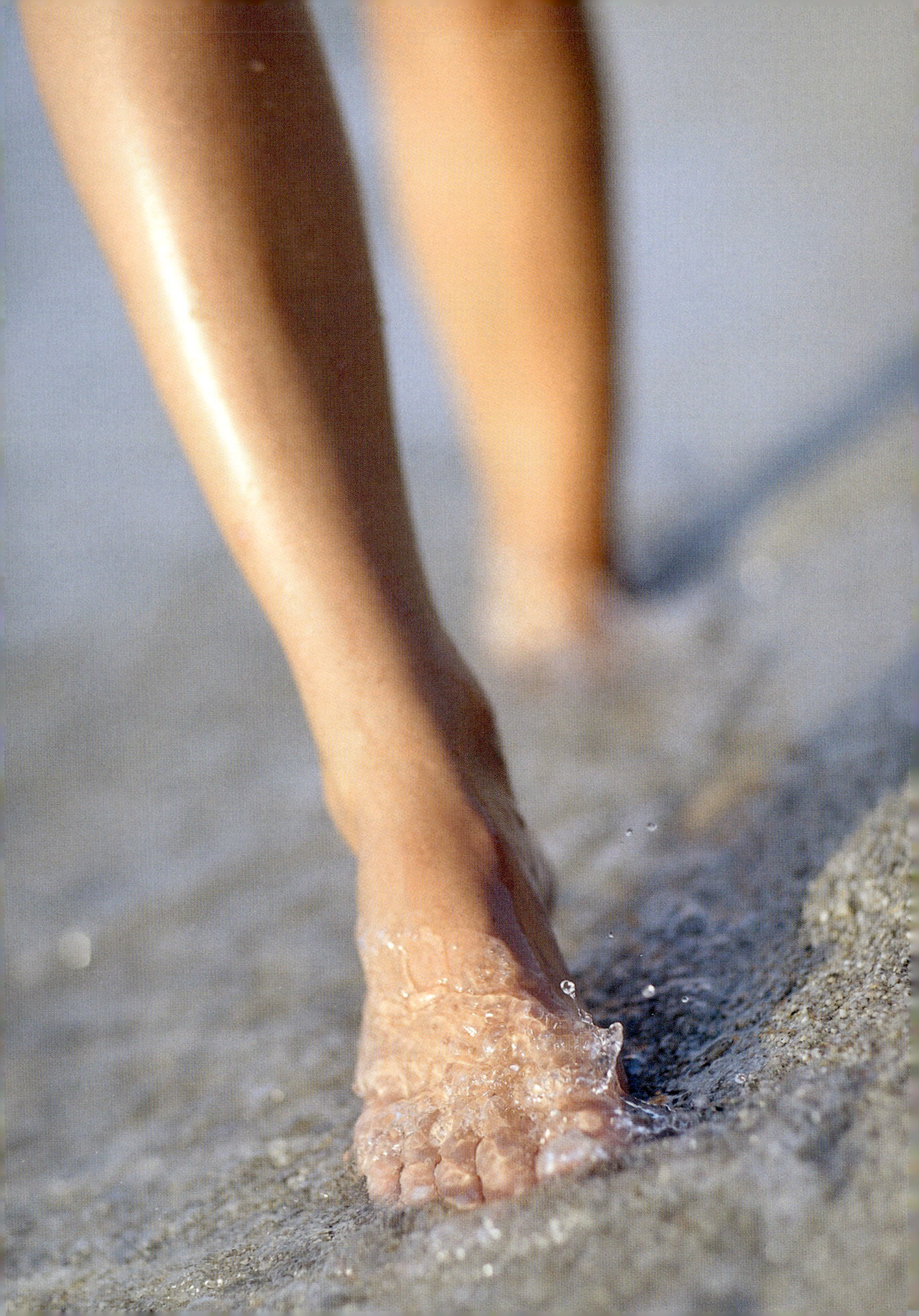

Taten folgen auf dem Fuße

»Zwischen dem Wort und der Tat liegt das Meer«, sagt ein italienisches Sprichwort. Aber für Sie gilt das nicht mehr. Aus Ihrem Meer ist ein kleiner Tümpel geworden, den Sie problemlos durchqueren. Sie wissen, was Sie wollen, und gehen den Weg aller Erfolgreichen: langsam anfangen und sich zu perfektem Können steigern. Auf diese Weise gelingt es Ihnen spielend, schlanker, gesünder und gut gelaunt durchs Leben zu gehen.

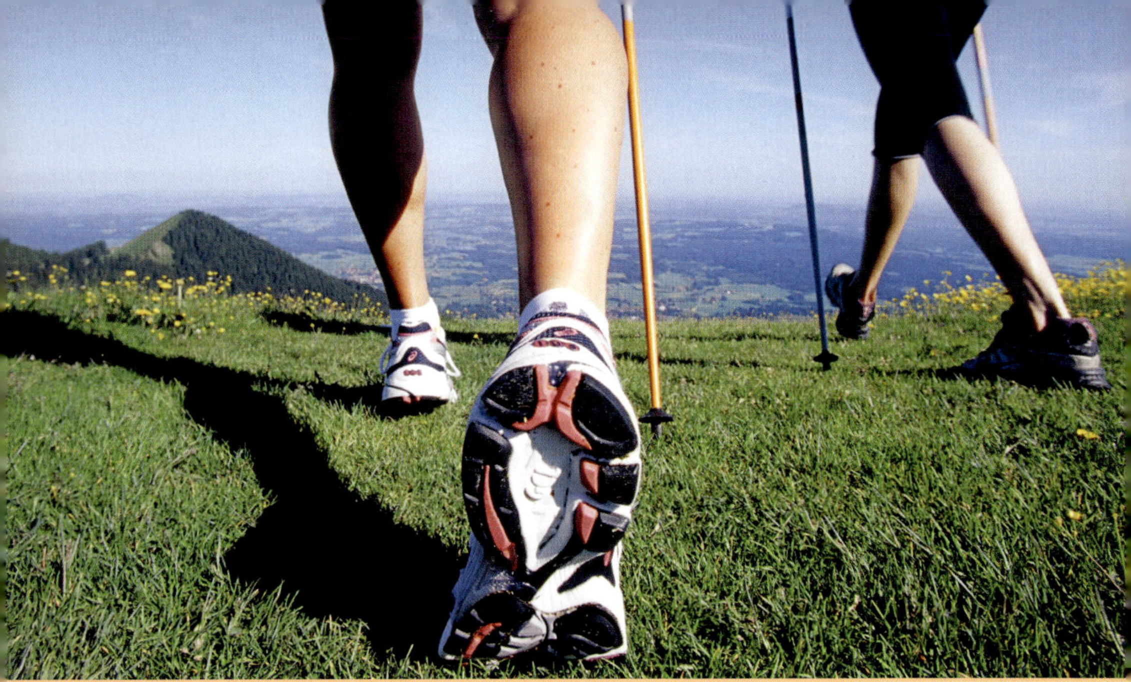

Bewegung ist das Zaubermittel

Man hat sie überall dabei und kann sie jederzeit einsetzen. Sie kostet nichts und wirkt trotzdem besser als jedes Medikament: Bewegung! Sie zaubert Insulinresistenz und Bluthochdruck weg. Wie durch Zauberhand sinken LDL-Cholesterinwerte, und überflüssige Pfunde schmelzen dahin. Sie verwandelt Stress in Ausgeglichenheit, löst Verspannungen, macht eine gute Figur und hält geistig und körperlich topfit. Sie stärkt die Gelenke und das Immunsystem, macht Sie beweglich und kann sogar psychische Krankheiten heilen. Wohldosiert eingesetzt, hat sie keinerlei Nebenwirkungen, sondern macht gute Laune, bringt Freude und Spaß in Ihr Leben.

Um in den Genuss so vieler Wohltaten zu kommen, brauchen Sie weder eine teure Ausrüstung noch ein Fitnessstudio. Sie können bettelarm sein oder gut verdienen, in einer tristen Vorortsiedlung oder im kleinsten Dörfchen leben. Vom Säugling bis ins hohe Rentenalter können alle von diesem Zaubermittel profitieren. Nur eines müssen Sie tun, damit das Zaubermittel auch bei Ihnen wirken kann: Sie müssen sich regelmäßig und ausdauernd bewegen, Ihre kleinen Muskelzellen auf Trab bringen, damit sie in ihren Kraftwerken viel Glukose und Fett verheizen. Und je mehr Muskelzellen kräftig aus Nahrungsenergie Bewegungsenergie herstellen, umso gesünder, schlanker und fitter werden Sie. Das ist die normalste Sache der Welt.

Körperliche Anstrengung war normal

Bis vor 50 Jahren musste sich kaum jemand Gedanken darüber machen, ob er sich körperlich anstrengen möchte oder nicht. Da herrschten noch klare Verhältnisse. Wer es im Winter warm haben wollte, musste rechtzeitig Holz hacken. Die große Wäsche war ein gewaltiger Kraftakt, harte körperliche Arbeit. Im Frühjahr musste der Garten umgegraben und das Feld gepflügt werden, im Sommer wurde das Heu gemacht und im Herbst das Korn geerntet.
Auch in der Stadt sah das Leben nicht weniger anstrengend aus. Für das große Heer der Arbeitenden gehörten zehn Stunden schwere körperliche Arbeit zur Tagesordnung. Wer eine Treppe hochwollte, musste sie hochsteigen, Einkäufe und Besuche wurden zu Fuß oder mit dem Fahrrad erledigt. Die Straßen gehörten den Kindern zum Toben und Spielen.

Ganz schön bequem

In den letzten Jahrzehnten haben sich unsere Lebensbedingungen grundlegend verändert. Dank technischem Fortschritt ist es uns gelungen, jede Notwendigkeit für körperliche Anstrengung aus unserem Leben zu verbannen. Wir haben es uns bequem gemacht. Zentralheizungen halten Wohnungen warm, Autos, Bahn und Flugzeuge transportieren uns von einem Ort zum anderen. Harte körperliche Arbeit in Haushalt und Beruf wird von einem Heer fleißiger Maschinen übernommen, die Lebensmittel kommen aus dem Supermarkt. Unsere Bio-Programme sind zwar die gleichen geblieben und lassen sich trotz bestem Willen nicht verändern. Doch die einzigen Zellen, die wir heute noch bemühen, sind die kleinen grauen Gehirnzellen.

Arterhaltung läuft falsch

Die Zwänge des täglichen Lebens zu körperlicher Arbeit sind weggefallen, und die Diktatur des Schonprogramms hat die Deutschen auch in ihrer Freizeit fest im Griff. Fast zwei Drittel, so das Ergebnis einer Emnid-Umfrage, betreiben fast gar keinen Sport: 74 Prozent sitzen täglich vor dem Fernseher.
Unter dem Diktat von Schon- und Speicherprogrammen zu leben mag zwar bequem sein, aber dabei bleibt Ihr Körper auf der Strecke. Er ist für jede Bewegung

gerüstet, doch nicht für Bewegungslosigkeit. Hierfür hat er noch nicht einmal Notprogramme, weil körperliche Bewegung und Anstrengung durch die ganze menschliche Evolution hindurch die Grundlage für das Überleben der Menschheit waren. Der Körper kennt nur Schonprogramme, die ihn vor Auszehrung und Überanstrengung schützen. Ohne körperliche Ausdauerbelastung wendet sich jedoch das, was einmal zur Arterhaltung gedacht war, gegen den Menschen, macht ihn krank, dick und träge. Und mit jedem Kilo wird es schwerer, wieder in Bewegung zu kommen.

Aus faul wird fit

Es ist nicht einfach, vom Sofa hoch- und wieder in Bewegung zu kommen. Denn auf dem Sofa ist es bequem, und der Fernseher bringt Ihnen die ganze Welt ins Wohnzimmer. Und weil die äußeren Zwänge zur ständigen körperlichen Bewegung, aber nicht die Schonprogramme weggefallen sind, sind Sie ausschließlich auf Ihre eigene Motivation angewiesen, der Bequemlichkeit und Faulheit ein Schnippchen zu schlagen.
Dieser kleine und doch so große Schritt gelingt nur denjenigen, die ein ganz klares Ziel, eine konkrete Vorstellung von dem, was sie erreichen wollen, vor Augen haben. Deshalb müssen Sie für sich ganz genau wissen, welches Ziel Sie in Ihrem Wunschland erreichen möchten. Ein Ziel, zu dem Sie sich mit vielen kleinen Schritten oder Nüsschen für Nüsschen aufmachen – und es auf diesem Weg auch ganz sicher erreichen werden.

Meine Langzeitziele

Bevor Sie sich vom Sofa erheben, sollten Sie sich zunächst einmal genau überlegen, ob Sie das überhaupt wollen. Und wenn ja, warum Sie sich mehr bewegen wollen. Ihr erster Gang könnte Sie dann zu Stift und Papier führen, damit Sie sich diese Ziele aufschreiben. Dies ist wichtig, weil Sie Ihre Ziele für längere Zeit vor Augen haben sollten, um sich auch in Krisenzeiten daran zu erinnern. Außerdem zwingt die schriftliche Form Sie dazu, Ihre Gedanken klar zu formulieren und auf den Punkt zu bringen. Das ist genau das, was Sie jetzt brauchen, denn vage Absichtserklärungen und wolkige Vorstellungen bringen Sie nicht weiter.
Langzeitziele können so vielseitig sein wie die Menschen, die sie sich setzen. Hier nur einige Anregungen:

- Ich will meine Blutzuckerwerte in den Griff bekommen.
- Ich will, dass meine Muskelzellen wieder richtig arbeiten können.
- Für meine Kinder will ich wieder ganz gesund werden.
- Ich will wieder mehr Spaß und Freude an Bewegung haben.

- Ich will wieder schlanker und beweglicher werden.
- Ich will mit meinen Enkeln ohne Atemnot spielen können.

Ziele prägen sich leichter und deutlicher ins Bewusstsein ein, wenn Sie sie klar formulieren. »Möchte«, »hätte gerne« oder »wäre schön, wenn« drücken Möglichkeiten, aber keinen klaren Willen und damit kein eindeutiges Ziel aus. Sie wollen jedoch ein klar definiertes Ziel erreichen. Trauen Sie sich, dieses ganz konkret zu formulieren. Wenn der dicke Dackel Emil wieder dazwischenredet, machen Sie ihm klar, dass Sie Ihre Wünsche nur dann erreichen, wenn Sie sie aussprechen und formulieren. Sollte dies nicht fruchten, stellen Sie ihn mit der Stopp-Technik ruhig.

Meine Kurzzeitziele

Sie haben Ihre Langzeitziele klar formuliert und zu Papier gebracht. Und nun sollen Taten folgen. Beginnen Sie zunächst damit, dass Sie mehr Bewegung in Ihren ganz normalen Alltag bringen. Selbst das ist schon leichter gesagt als getan. Denn Ihr Alltag ist ausgefüllt mit Gewohnheiten, Pflichten und täglichen Arbeiten. Er ist angefüllt mit Ihrem bisherigen Leben – für Neues muss erst einmal Platz geschaffen werden. Bereits das kostet Zeit und Konzentration. Nehmen Sie sich deshalb zunächst keine Sportart vor, die mit zusätzlichem Aufwand verbunden ist, bevor Sie überhaupt zur Bewegung kommen. Der dicke Dackel

Klarer Fall: Hier ist Emil am Werk. Schalten Sie ihn aus – mit der Stopp-Technik!

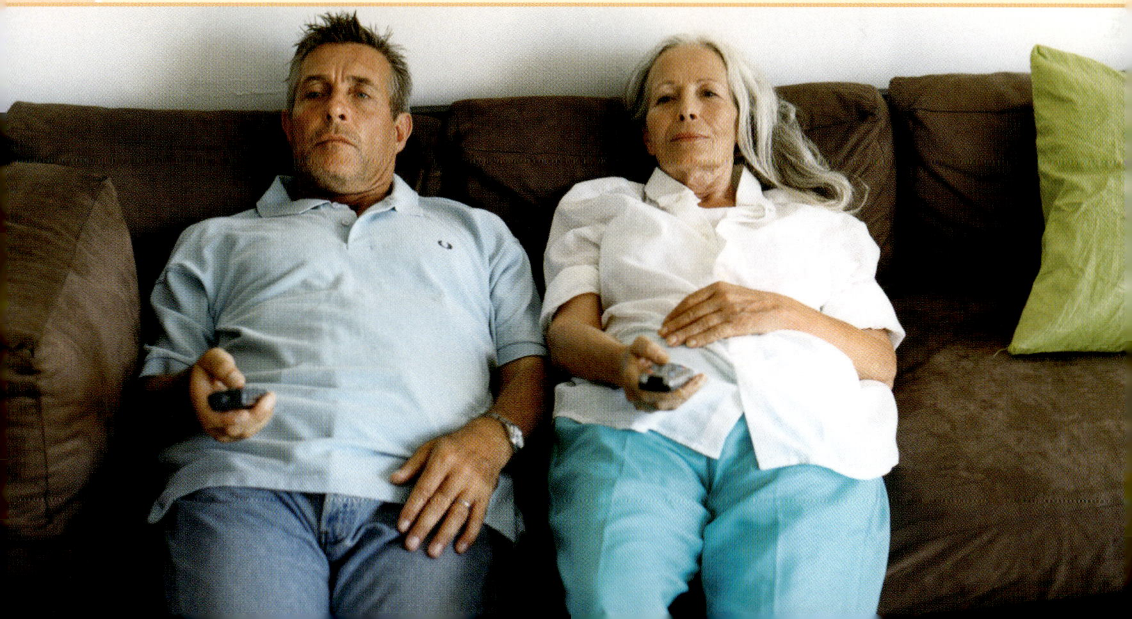

Emil wird Sie vom täglichen Schwimmbadbesuch erfolgreich abhalten, da es Sie zu viel Zeit und Aufwand kostet, ins Schwimmbad zu fahren, sich umzuziehen und so weiter. In dieser ganzen Zeit wird Sie der dicke Dackel Emil mit einer Flut von Abhaltargumenten bombadieren. Da Sie diesen noch nichts entgegenzusetzen haben, werden Sie den Kampf mit dem dicken Emil verlieren und den Schwimmbadbesuch bald ausfallen lassen. Deshalb ist es zunächst sehr viel sinnvoller, sich eine Bewegungsform auszusuchen, die Sie jederzeit und mit geringem Aufwand sofort umsetzen können.

WICHTIG !

VIEL HILFT NICHT VIEL

Beim Spazierengehen sollten Sie zügig gehen, aber immer darauf achten, dass Sie sich nicht zu sehr anstrengen. Sonst bestätigen Sie Ihre negative Konditionierung. Damit Ihre Muskelzellen in den Mitochondrien Glukose verbrennen können, brauchen sie – wie Sie das von einem Feuer kennen – Sauerstoff. Wenn Sie keine Luft mehr bekommen, fehlt den Zellen der Sauerstoff. Deshalb hilft viel nicht viel, sondern oft und regelmäßig bewegen ist das Erfolgsgeheimnis.

Ideal ist ein Spaziergang. Hierfür müssen Sie lediglich bequeme Schuhe anziehen, und schon können Sie losmarschieren. Sie können ihn zu jeder beliebigen Tageszeit machen, in der Mittagspause, nach Feierabend oder wenn die Kinder in der Schule sind. Sie können um den Häuserblock, durch die Felder oder durch den Park gehen. Einem Spaziergang sind keine Grenzen gesetzt.

Kurzzeitziel: Platz schaffen und täglich gehen

Noch sind Sie darauf konditioniert, dass Bewegung mit Anstrengung und Schweiß verbunden ist und keinen Spaß macht. Deshalb sollten Sie sich unbedingt an den Wegweiser »Verzicht auf jede Form von körperlicher Überanstrengung« halten (siehe Seite 57) und Ihre Aufmerksamkeit auf die schönen Dinge lenken, die Sie durch die Bewegung erhalten. Ein Marathonlauf muss es nicht sein, in den ersten vier Wochen auch noch nicht die von der Weltgesundheitsorganisation (WHO) geforderten 30 Minuten. Ein täglicher Spaziergang von 15 Minuten genügt durchaus. Aber machen Sie ihn jeden Tag zur gleichen Zeit und gehen Sie möglichst zügig. Aus diese Weise bringen Sie recht viele Muskelzellen auf Trab und bauen sich schnell eine Spazierengeh-Routine auf, mit der Sie den dicken Dackel Emil gut in Schach halten.

Bevor Sie loslegen, sollten Sie sich zunächst einmal Ihren Tagesablauf genau anschauen. Wann könnten Sie jeden Tag zu welcher Uhrzeit losgehen? Da Ihre Tage ausgefüllt sind, wird es notwendig sein, sich von einer alten Gewohnheit zu trennen. Auf welche können Sie gut, auf welche weniger gut verzichten?
Haben Sie einen geeigneten Zeitpunkt gefunden, legen Sie Ihr Kurzzeitziel und Ihre Belohnung für die Zielerreichung ganz genau fest. Dies könnte beispielsweise so aussehen:

- In den nächsten vier Wochen, ab morgen, vom (Datum) bis zum (Datum), gehe ich jeden Tag von 17.30 bis 17.45 Uhr bis zur kleinen Kirche und wieder zurück.
- Wenn ich mein Ziel erreicht habe, belohne ich mich mit der CD, die mir so gut gefällt.

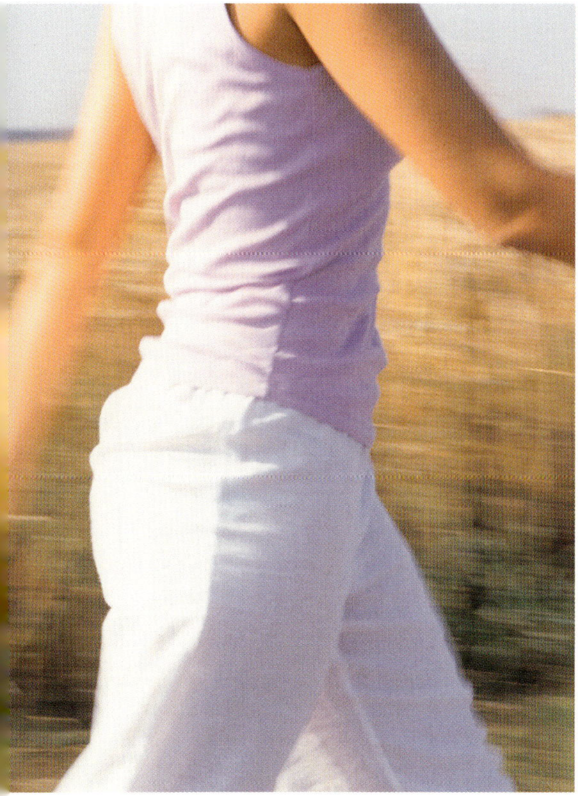

BETROFFENE BERICHTEN

Gabriele P.: »Ich arbeite als Sekretärin und wollte mich nach der Arbeit eigentlich nur noch ausruhen. Deshalb habe ich mich immer, wenn ich nach Hause kam, umgezogen und zum Fernsehen aufs Sofa gelegt. Heute komme ich nach Hause, ziehe sofort meine Laufschuhe an und mache einen Spaziergang. Danach bin ich wesentlich ausgeruhter als nach einem ganzen Fernsehabend.«
Britta H.: »Mit zwei schulpflichtigen Kindern war es gar nicht so einfach, einen geeigneten Zeitpunkt zu finden. Ich musste einiges in meinem Tagesablauf umstellen. Heute mache ich meinen Spaziergang morgens um 10 Uhr und nachmittags mit den Kindern zusammen die Einkäufe, die ich früher vormittags machte.«

ERFAHRUNGEN

Gelegenheit macht fit

Suchen Sie nach zwei bis drei Möglichkeiten, wie Sie sich zusätzlich zum täglichen Spaziergang wieder mehr bewegen können. Nehmen Sie sich nicht mehr vor (Achtung, AONP), denn auch hierfür müssen alte Gewohnheiten verändert werden. Sie könnten während des Zähneputzens Kniebeugen machen, zu flotter Radiomusik wild durch die Wohnung tanzen oder öfter zu Ihren Kollegen gehen, anstatt sie anzurufen. Wenn Sie normalerweise kurze Strecken mit dem Auto fahren, reservieren Sie die eine oder andere davon für einen Fußmarsch. Unsere Welt ist groß genug, dass sich jeder in ihr bewegen kann. Aber Achtung: Gerade in dieser Phase ist der dicke Dackel Emil sehr aktiv. Er will keine Veränderungen, sondern er möchte Sie daran hindern, das zu tun, was Sie sich vorgenommen haben. Da Sie ihn jetzt jedoch kennen und seine Taktik durchschauen, wird es Ihnen sehr viel leichter fallen, ihn zum Schweigen zu bringen.

INFO

GEMEINSAM GEHT'S LEICHTER

Fragen Sie doch einfach einmal in Ihrem Freundes- und Bekanntenkreis nach, ob Sie nicht Mitstreiter finden, mit denen Sie eine Spaziergeh-Gruppe gründen können. 75 Prozent aller Deutschen sind unzufrieden mit ihrer Figur – und Spazierengehen macht eine gute Figur, senkt den Blutdruck, das LDL-Cholesterin und stärkt das Herz-Kreislauf-System. Gewichtige Gründe, die auch Menschen ohne Diabetes dazu anregen, sich mehr zu bewegen. Außerdem kann man sich beim Spazierengehen viel besser unterhalten als beim Kaffekränzchen, denn man bekommt ständig neue Anregungen, wenn man erst einmal aus den immer gleichen vier Wänden herausgekommen ist.

Vier Wochen sind um

Da Sie sich zur Erreichung Ihres Kurzzeitziels den Zeitraum von vier Wochen und für den letzten Tag ein genaues Datum gesetzt und vielleicht sogar in den Kalender eingetragen haben, sollten Sie diesen Tag für eine kleine Rückschau nützen: Ist es mir gelungen, jeden Tag 15 Minuten lang zügig zu gehen? Habe ich die von mir gewählten Gelegenheiten genutzt, mich mehr zu bewegen?

Geschafft = Belohnung

Wenn Sie Ihre Kurzzeitziele erreicht haben, ist jetzt auf jeden Fall die Belohnung fällig. Und zwar an diesem oder spätestens am nächsten Tag! Positive Rückmeldungen und Verstärkungen müssen unverzüglich erfolgen, ansonsten gelingt es Ihrem Unterbewusstsein ganz schlecht, die Leistung, die Sie geschafft haben, mit der Belohnung in Verbindung zu bringen. Sich für erbrachte Leistungen zu belohnen, macht nicht nur Spaß, weil man sicher sein kann, dass einem die Belohnung gefällt, sondern sie ist eines der Geheimnisse von erfolgreichen Menschen. Sie ebnet den Weg zum Wunschland, zeigt einem, dass wieder ein Nüsschen geschafft wurde, man sich zu neuen Ufern aufmachen, sich weiterentwickeln kann.

Probleme = Lösung suchen

Das mit dem Spaziergang ist Ihnen zwar gelungen, aber Sie haben ihn auch oft ausfallen lassen, und zusätzlich mehr bewegt haben Sie sich auch nicht. Zu oft hat der dicke Dackel Emil Sie davon abgehalten, hat Ihnen jede Menge Gründe angeführt, weshalb es besser ist, Ihr Vorhaben auf morgen zu verschieben.

Nicht aufgeben

Wichtig ist jetzt, nicht resigniert aufzugeben. Denn es hat immer einen Grund, weshalb Sie sich gegen den dicken Emil nicht durchsetzen konnten. Vielleicht haben Sie sich den falschen Zeitpunkt für den Spaziergang und zu schwierige Situationen ausgesucht oder sich einfach zu viel vorgenommen. Überlegen Sie noch einmal in Ruhe, was Sie grundsätzlich verändern können. Ist eine andere Zeit günstiger? Um sich mehr zu bewegen, könnte Ihnen vielleicht eine einfachere Situation und die tägliche Wiederholung den Erfolg bringen. Wenn Sie beispielsweise im Büro normalerweise den Aufzug nehmen, gehen Sie morgens ein Stockwerk langsam die Treppe hoch, nach der Arbeit gehen Sie zwei Stockwerke die Treppe nach unten. Alle anderen Stockwerke fahren Sie mit dem Aufzug. Machen Sie dies zwei Wochen lang.

EIGENLOB STINKT NICHT

WICHTIG !

In unserer Kultur wird bereits Kindern beigebracht: Man lobt sich für das, was man geleistet hat, nicht selbst. Deshalb sind wir auf die lobende Anerkennung anderer angewiesen. Leider bleibt diese fast immer aus. Wer sich nicht selbst lobt – und sei es im Stillen – wird nicht gelobt. Untersuchungen zeigen: Menschen, die auf ihre Leistungen stolz sind, sich selbst loben können und vor allem sich selbst belohnen, wenn sie ein Ziel erreicht haben, sind psychisch gesünder, glücklicher und leistungsstärker.

Und vor allem: Denken Sie nicht darüber nach, ob Sie es tun sollen. Sobald sich der dicke Dackel Emil mit Einwänden und Ausreden meldet, weisen Sie ihn in seine Schranken. »Die Energische« ist hier sehr hilfreich, denn sie ist in der Lage, dem dicken Emil klarzumachen, dass er ruhig sein soll, weil Sie Ihr Vorhaben umsetzen und nicht auf ihn hören werden. Auch die Stopp-Technik ist sehr nützlich. Aber machen Sie nie den Kardinalfehler, mit dem dicken Emil in solchen Situationen lange zu diskutieren. Sie verlieren. Wischen Sie ihn ohne Diskussion vom Tisch – und Sie gewinnen.

Starten Sie einen neuen Anlauf. Machen Sie zu einem anderen Zeitpunkt konsequent Ihren täglichen Spaziergang und bauen Sie sich eine Routine für eine Bewegungssituation auf. Planen Sie einen Zeitraum von 14 Tagen ein. Am letzten Tag können Sie sich sicher Ihre Belohnung gönnen, wie unter »Geschafft = Belohnung« beschrieben.

› Seien Sie stolz auf sich, wenn Sie Ihr erstes Ziel erreicht haben. Genießen Sie Ihren Erfolg und freuen Sie sich darüber, dass sich Ihr Körpergefühl langsam verändert.

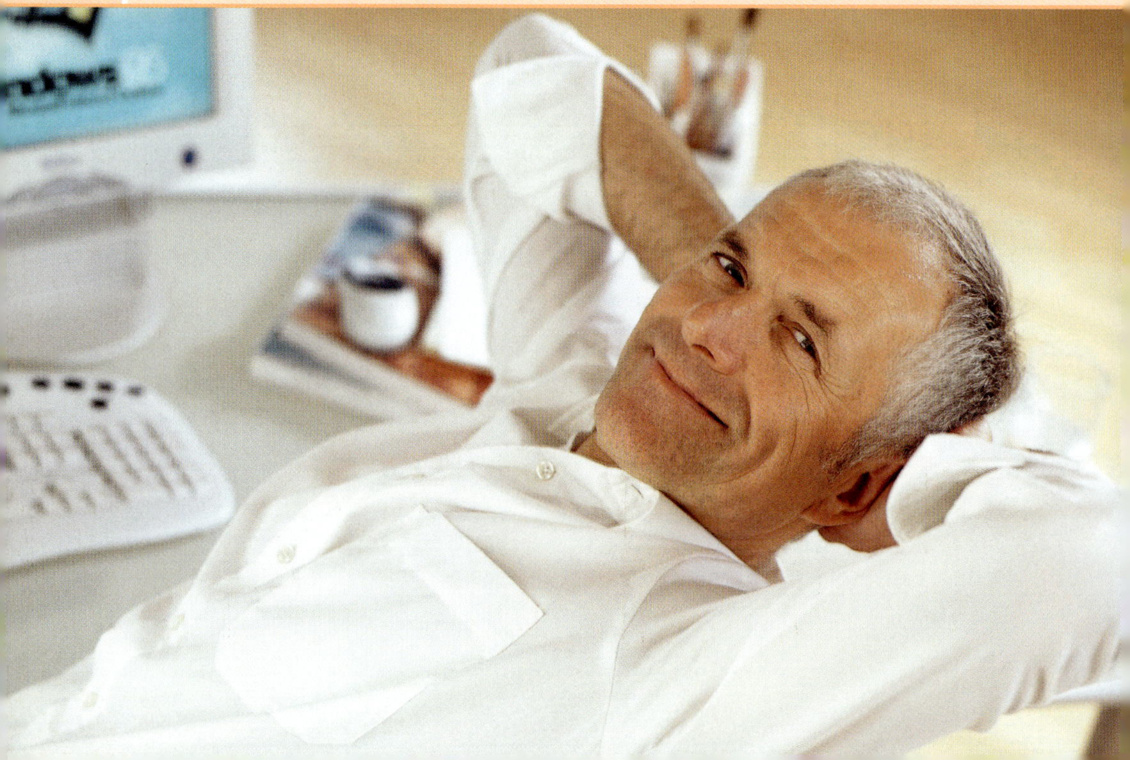

HILFREICHE KNIFFE, UM MEHR BEWEGUNG INS LEBEN ZU BRINGEN

Im Unterbewusstsein sind etwa acht- bis zehnmal so viele Erfahrungen gespeichert wie im Bewusstsein – und das macht sich der dicke Dackel Emil mit seinen ganzen Abhaltargumenten zunutze. Für eine positive Lernerfahrung, für die Überzeugung, dass Sie Ihre Ziele erreichen werden, ist es daher unerlässlich, dass Sie neue, positive Erlebnisse sammeln. Ausweichen macht nur Stress und ein schlechtes Gewissen. Machen Sie dem schnell ein Ende und gehen Sie, ohne lange nachzudenken, jetzt sofort los. Wählen Sie ein Tempo, das für Sie angenehm ist, und lassen Sie die Arme locker herunterhängen. Sie werden nur positive Erfahrungen sammeln. Versuchen Sie diese im Gedächtnis zu behalten und am nächsten Tag zu aktivieren. Dann fällt Ihnen das Losgehen von Tag zu Tag leichter.

DER TRICK VON BARBARA AUS AUGSBURG

Meinen dicken Dackel Emil habe ich sehr gut in den Griff bekommen, indem ich mich selbst frage, was dagegen spricht, etwas gleich jetzt zu tun. Meistens fällt mir nur ein, dass ich gerade keine Lust habe. Aber weil ich weiß, dass ich morgen auch keine Lust haben werde, mache ich es lieber sofort. Dann habe ich es vom Tisch und bin mächtig stolz auf mich. Dieser Trick hat nicht nur meiner Gesundheit richtig gut getan, sondern meinem ganzen Leben, weil ich nicht mehr alle Sachen vor mir herschiebe und weniger Stress habe.

SPONTANITÄT BRINGT ERFOLG

Besonders spontanen Menschen fällt es oft leichter, ohne große Planungen zu handeln. Wenn Sie zu diesen Menschen gehören, nützen Sie doch einfach diese Eigenschaft. In jedem Tagesablauf entstehen kleinere und größere Pausen, die ganz spontan zu einem kleinen Spaziergang genützt werden können. Um zu starten, kann Ihnen Ihre Spontanität nur zugute kommen, denn es ist vollkommen unnötig, über die Folgen nachzudenken. Diese sind in jedem Fall positiv, wenn Sie wieder rechtzeitig zurück sind und bei Regen einen Regenschirm mitnehmen.

ZEIT IST NICHT DAS PROBLEM

Fast alle Bewegungsmuffel führen an, dass sie keine Zeit für mehr Bewegung hätten. Dem widersprechen die Zahlen von Umfragen. Zeit ist vorhanden, nur wird sie falsch genutzt. So sitzen 74 Prozent der Deutschen täglich vor dem Fernseher, und 46 Prozent suchen Entspannung auf dem Sofa, anstatt sich durch einen Spaziergang wirklich etwas Gutes zu tun. Oder so ganz nebenbei auf einem Heimtrainer Fahrrad zu fahren.

Meine mittelfristigen Ziele

Nach Ansicht von Experten und den Empfehlungen der WHO sind täglich 30 Minuten für Fitness und Gesundheit durchaus ausreichend. Natürlich darf es gerne ein bisschen mehr sein.
Als mittelfristiges Ziel bietet es sich deshalb an, den zügigen Spaziergang von 15 auf 30 Minuten zu erweitern. Für ihn haben Sie schon einen günstigen Zeitpunkt gefunden, eine Routine aufgebaut und damit den größten Teil der Arbeit erledigt. Sie brauchen nur noch Ihr Ziel anzupassen. Um beim Beispiel des Kurzzeitziels zu bleiben, könnte dies folgendermaßen aussehen:

- Ab heute (Datum) gehe ich drei Monate lang bis zum (Datum) jeden Tag von 17.30 bis 18 Uhr an der kleinen Kirche vorbei bis zum Maierhof und komme über den Friesenweg wieder zurück.
- Wenn ich mein Ziel erreicht habe, belohne ich mich am letzten Tag mit einem Musicalbesuch.

Halb voll oder halb leer?

Viele Dinge im Leben können verändert werden, aber es gibt auch Dinge, die sich nicht verändern lassen. So müssen die meisten von uns arbeiten, um ihren Lebensunterhalt zu verdienen. Wer lange leben möchte, muss alt werden. Und wer blutzuckergesund werden und es bleiben möchte, muss sich regelmäßig und ausdauernd bewegen. Es gibt keine Alternativen, keine Medikamente oder Geräte, mit denen Sie diese unveränderlichen Tatsache ändern könnten. Was Sie aber verändern können, ist Ihre Einstellung, Erwartung und Haltung dazu.

Jeder ist sein eigener Prophet

Was für alle Lebensbereiche gilt, gilt auch für Ihren Spaziergang. Das, was Sie erwarten, wird eintreten, weil Menschen nur das wahrnehmen können, auf das sie ihre Aufmerksamkeit richten.
Wenn Sie auf jeden einzelnen Schritt achten und jede einzelne Minute abzählen, wird Ihnen jeder Spaziergang unendlich lange und mühsam erscheinen. Er wird genau das sein, was Sie im Sinne einer negativen »sich selbst erfüllenden Prophezeiung« erwartet haben: langweilig, anstrengend und mit negativen Gefühlen verbunden. Und schon haben Ihre Lernprogramme erneut gespeichert: Spazierengehen ist negativ und zu vermeiden. Und der dicke Dackel Emil liefert Ihnen die Argumente, die Sie brauchen, um den Konflikt zwischen Verstand und Konditionierung so lösen zu können, dass Sie vor sich selbst bestehen und trotzdem gegen Ihren Verstand handeln können. Sie verschieben den Spaziergang auf unbestimmte Zeit.

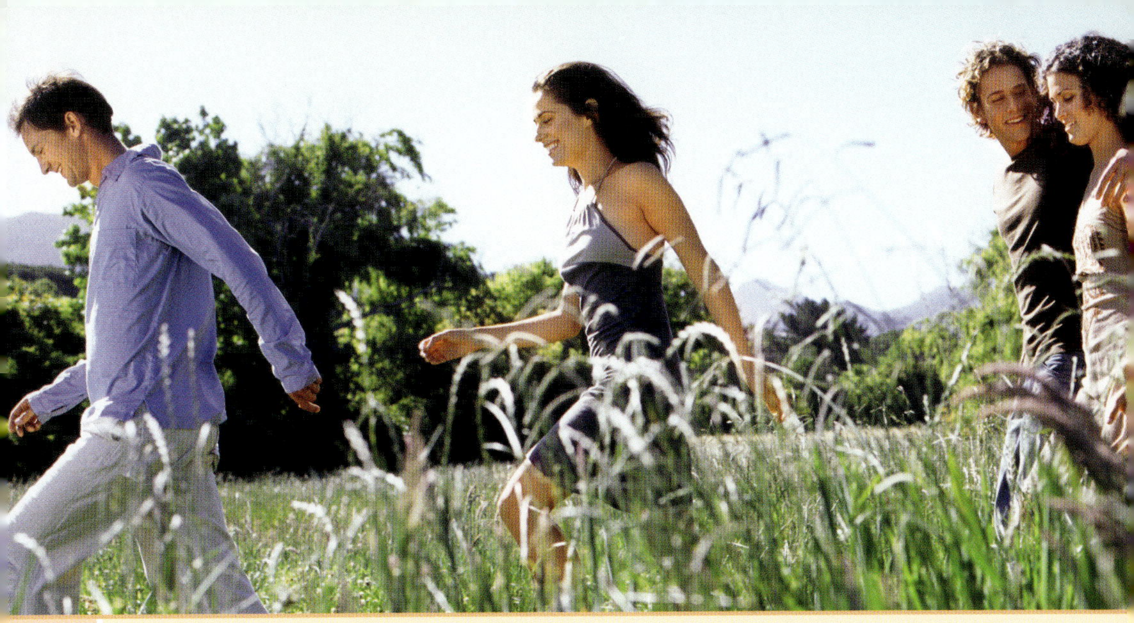

Ob Sie allein spazieren gehen oder mit Freunden, in der Stadt oder in der freien Natur – mit einem Spaziergang können Sie den Alltagsstress hinter sich lassen.

Sagen Sie sich doch was Nettes voraus

Ganz anders sieht es mit der positiven »sich selbst erfüllenden Prophezeiung« aus. Sie ist viel schöner und netter, weil Sie Ihre Aufmerksamkeit auf die angenehmen Dinge des Lebens richten, darauf, wie schön und wohltuend es ist, sich endlich wieder zu bewegen, aus der körperlichen Erstarrung herauszukommen. Zu merken, wie die Anspannungen des Tages von Ihnen abfallen, wie Wut und Stress einfach weggelaufen werden. Zu erleben, wie der Kopf wieder frei wird, die Gedanken wandern können und Ihnen Lösungen für Probleme ganz von selbst einfallen. Endlich raus aus der Enge von Wohnung und Büro zu kommen, unterwegs andere Dinge zu sehen als die, die man den ganzen Tag sieht – und darüber »nachdenkeln« zu können. Zeit für sich selbst zu haben. Eine halbe Stunde am Tag, in der niemand etwas von Ihnen möchte, die ganz allein Ihnen und Ihrer Gesundheit gehört.

Erleben Sie das befriedigende Gefühl, bei diesen ganzen Wohltaten zu wissen: Ich spüre nicht nur, wie mein Spaziergang mir gut tut und ich immer beweglicher und fitter werde, sondern mein Körper kann auch wieder richtig arbeiten. Meine Blutzuckerwerte sinken, mein Blutdruck und meine Cholesterinwerte verbessern sich, und meiner Figur tut jeder Spaziergang gut. Ich bekomme wieder mehr Muskeln und werde endlich – langsam, aber sicher – wieder schlanker.

Das 10-Punkte-System

Wenn Sie die vielen positiven Effekte, die Bewegung hervorzaubert, noch erhöhen wollen, sollten Sie sich in alltäglichen Situationen ebenfalls etwas mehr als bisher bewegen. Nützen Sie dazu einfach alles aus, was sich anbietet. Wenn Sie einmal bewusst durch den Tag gehen, werden Sie zahlreiche Gelegenheiten entdecken, bei denen Sie sich ein wenig zusätzliche Bewegung verschaffen können

Besonders geeignet ist das 10-Punkte-System, das von einem Diabetiker erfunden wurde und schon weite Kreise gezogen und begeisterte Anhänger gefunden hat. Weil es für Herrn M. so schwierig war, am Ende einer Woche zu beurteilen, ob er sich während der Woche tatsächlich mehr bewegt hatte oder nicht, kam er auf folgende Idee: Für jede Situation, in der er gegangen statt gefahren war, die Treppe statt des Aufzugs genommen hatte oder in der er aufstand und sich bewegte, belohnte er sich mit einem Punkt. Ziel des 10-Punkte-Systems ist es, am Ende einer jeden Woche zehn solcher Punkte gesammelt zu haben. Wird es geschafft, gibt es eine kleine Belohnung. Dabei stellen die zehn Punkte natürlich keine Grenze dar. Wenn Sie mehr Gelegenheit finden, dann nutzen Sie sie. Sie werden mit Sicherheit davon profitieren. Es ist wirklich eine tolle Idee, weil das 10-Punkte-System praktisch, hilfreich und strukturierend ist. Außerdem weckt es den Ehrgeiz und richtet die Aufmerksamkeit auf den Erfolg und nicht immer nur darauf, was man alles noch machen sollte.

› Machen Sie Besorgungen mit dem Rad so sammeln Sie Punkte.

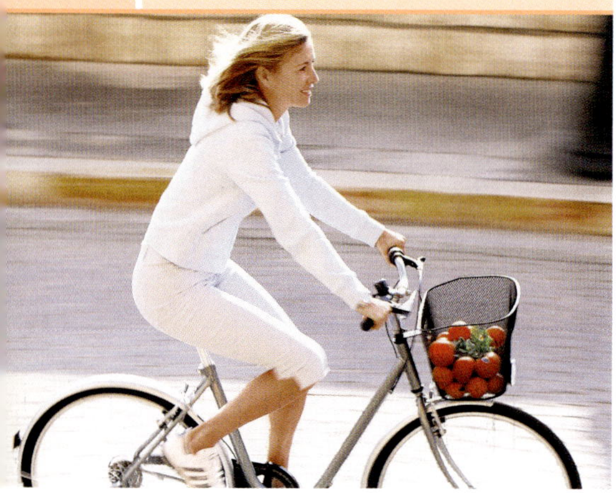

Emil lauert um die Ecke

Mit der Zeit haben Sie sich an Ihren Spaziergang gewöhnt und freuen sich über die vielen angenehmen Rückmeldungen von ihrem Körper. Sie merken, dass Sie besser mit Stress umgehen können und viel ausgeglichener sind. Auch Ihre Blutzuckerwerte werden immer besser. Sogar das 10-Punkte-System schaffen Sie jetzt jede Woche problemlos. Manchmal haben Sie sogar noch mehr als zehn Punkte eingeheimst.

Sie fühlen sich in Sicherheit, denn spätestens jetzt, so glauben Sie, haben Sie den dicken Dackel Emil endgültig im Griff. Doch weit gefehlt. Genau auf diesen Zeitpunkt hat er gelauert, weil er jetzt Ihre Erfolge für seine Zwecke einsetzen kann. »Heute kann ich ruhig den Spaziergang einmal ausfallen lassen. Ich habe ja gestern so viel gemacht«, so eines seiner Argumente. Oder: »Man kann ja nicht immer nur diszipliniert sein, einen faulen Tag kann ich mir ruhig mal gönnen.« Mit solchen und ähnlichen Argumenten treibt er Sie immer wieder zurück aufs Sofa und ist schließlich wieder da, wo er die ganze Zeit hinwollte.

ZIELE RICHTIG SETZEN

TIPP

Menschen verfolgen mit dem, was sie tun, zwar eine Absicht, haben aber verlernt, ihre Wünsche und Ziele genau zu formulieren. Ihre Ziele bleiben vage, allgemein und offen. Oft werden Ziele auch deshalb nicht erreicht, weil der Weg zum Ziel zu lang ist und das Durchhaltevermögen abnimmt. Wenn Sie mehr Bewegung in Ihren Alltag und Ihr Leben bringen wollen, brauchen Sie wie bei einer Tour de France eindeutige Etappenziele. Deshalb sollten Sie zunächst jedes Ziel klar definieren:

1. Was will ich im (ersten) nächsten Schritt erreichen?
2. Wann fange ich an?
3. Wann will ich mein Ziel erreicht haben?
4. Womit belohne ich mich, wenn ich mein Ziel erreicht habe?

Die Antworten auf diese Fragen müssen kurz, konkret, exakt und realisierbar sein. Sie könnten beispielsweise lauten:

1. Ich will routinemäßig jeden Morgen von 8.00 bis 8.30 Uhr den Weg zur Arbeit zu Fuß gehen.
2. Ich fange morgen Früh (Datum) damit an.
3. In drei Monaten (Datum) will ich diese Routine fest in meinem Leben eingebaut haben.
4. Wenn ich es bis (Datum) geschafft habe, dass ich ganz automatisch zu Fuß gehe und nicht mehr mit mir rumdiskutieren muss, belohne ich mich mit einem Tag im Schönheitssalon und lasse mich rundum verwöhnen.

Vorteilhaft ist es, sich diese Zielvorgaben auf ein gesondertes Blatt zu schreiben. Damit haben Sie Ihr Ziel immer im Auge. Außerdem können Sie die Blätter in einem Ordner sammeln und genau verfolgen, was Sie schon alles erreicht haben.

Wer nachgibt, hat verloren

Wenn Sie den dicken Dackel Emil in solchen kritischen Situationen nicht ganz energisch bekämpfen, indem Sie alle helfenden Stimmen zu Hilfe holen und den Vorsitz in Ihrer Gedankenkonferenz massiv verteidigen (siehe Seite 62 ff.), wird er wieder das Zepter führen. Sie haben aber eine gute Chance, gegen ihn zu gewinnen, wenn Sie seine Argumente als das enttarnen, was sie sind: krank machend und behindernd. »Die eifrige Nickerin« wird Ihnen Recht geben, dass Sie sich das nicht gefallen lassen müssen. »Die Energische« wird Ihnen helfen, den dicken Emil in seine Schranken zu verweisen. Aber lassen Sie den Spaziergang nicht ausfallen und verschieben Sie ihn nicht. Wenn der dicke Dackel Emil erst einmal gesiegt hat, wird er wieder ungemein penetrant, und Ihre Bereitschaft, wieder und wieder zu verschieben, wird mit jedem seiner Siege größer. Stellen Sie den dicken Emil lieber gleich ruhig, indem Sie ganz regelmäßig weiter spazieren gehen. Er wird Sie sonst nicht in Ruhe lassen, weder morgen noch übermorgen oder in einer Woche. Wenn Sie hingegen konsequent und stur weiterhin Ihren Spaziergang machen, wird er von Mal zu Mal ruhiger. Selbst der sturste dicke Emil erkennt irgendwann, dass er keine Chance hat, Sie von dem abzuhalten, was Sie wirklich tun wollen: Ihre Ziele erreichen und nicht wieder auf halbem Wege aufgeben.

› Für einen Spaziergang brauchen Sie keine Ausrüstung, Sie können jederzeit und überall losgehen.

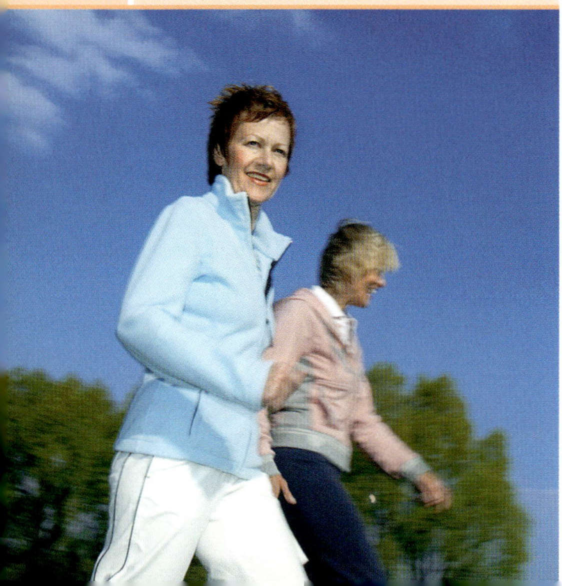

Jetzt kommt die Kür

Endlich ist es geschafft. Nachdem Sie drei Monate lang Ihren Spaziergang ganz regelmäßig gemacht und am Stichtag Ihre Belohnung genossen haben, haben Sie sehr viel erreicht. Sie sind aus der Bewegungslosigkeit heraus und wieder in Bewegung gekommen. Sie wurden aktiv, haben Ihr Leben und die Verantwortung für Ihre Gesundheit wieder in die eigenen Hände genommen. Sie haben viele Kämpfe mit dem dicken Dackel Emil gewonnen und sind selbstbewusster, beweglicher und fitter geworden.

Routinen und Gewohnheiten entlasten Menschen und behalten den dicken Dackel Emil gut im Griff, aber sie werden auch irgendwann langweilig und wecken den Wunsch nach Abwechslung und mehr Bewegung. Diese bieten Ihnen Ausdauersportarten, mit denen Sie die positiven gesundheitlichen Effekte des Spaziergangs noch verstärken können.

Die nächsten sechs Monate

Sie kennen bereits das Prinzip: Bevor Sie loslegen, brauchen Sie ein konkretes, exakt formuliertes und realisierbares Ziel, das Sie in den nächsten sechs Monaten erreichen wollen.
Wenn Sie jeden Tag Ihren 30-minütigen Spaziergang und das 10-Punkte-System pro Woche weitermachen, sind Sie, was Ihre Blutzuckerwerte, Ihre Fitness und Ihre Gesundheit betrifft, bereits auf der sicheren Seite. Sie können es sich deshalb ganz leicht machen und Ihre Zielsetzung der letzten drei Monate einfach unverändert für die nächsten sechs Monate übernehmen. Mehr muss nicht sein.

Abwechslung bringt Schwung

Wenn Sie hingegen zu den Menschen gehören, die mehr wollen als tägliche Spaziergeh-Routine und sich eine intensivere Bewegungsform wünschen, dann sollten Sie sich für Ihr neues Ziel eine Ausdauersportart aussuchen, von der Sie sich vorstellen können, dass sie Ihnen Spaß und Freude macht. Empfehlenswert sind alle aeroben Ausdauersportarten.
Bei aeroben Sportarten werden die Muskelzellen mit viel Sauerstoff (aerob) versorgt und können kräftig in ihren Kraftwerken Glukose und Fett verheizen, während bei anaeroben Sportarten Kraftaufwand und schnelle, kurze Bewegungen im Vordergrund stehen. Anaerobe Sportarten bergen zudem die Gefahr, dass die Muskulatur schnell übersäuert und Sie atemlos stehen bleiben müssen.

INFO

IRRGLAUBEN

Kein Architekt würde mit dem Bau eines Hauses beginnen ohne vorherige exakte Planung. Niemand würde auf die Idee kommen, ohne Straßenkarten mit dem Auto loszufahren, wenn er nach Neapel möchte. Plan-, ziel- und orientierungslos gehen Menschen nur dann vor, wenn es um ihre Gesundheit geht, weil sie glauben, dass sich der richtige, da natürliche Weg von allein findet. Tut er aber nicht, wie Millionen von Menschen ständig erleben müssen. Sie werden dicker und kränker, obwohl sie genau das Gegenteil erreichen wollen.

Zu den für Ihre Zwecke vorteilhaften aeroben Sportarten zählen:

- Walking und Nordic Walking
- Joggen
- Inlineskaten
- Wandern
- Rudern
- Radfahren
- Schwimmen
- Gymnastik
- Aerobic
- Tanzen
- Skiwandern und Skilanglauf

Aufwand wirkt als Bremse

Jede Sportart ist mit einem mehr oder weniger großen Aufwand verbunden, bis es endlich so weit ist, dass Sie zur eigentlichen sportlichen Aktivität kommen. Sie brauchen die richtige Kleidung und Ausrüstung. Für manche müssen Sie einem Klub oder Verein beitreten. Bei anderen wird es notwendig, mit dem Bus oder Auto zu fahren, um die Sportstätte zu erreichen. Jeder Aufwand liefert dem dicken Dackel Emil eine Menge an Argumenten, weshalb es sinnvoll sei, angefangene sportliche Aktivitäten ausfallen zu lassen, sie auf nächste Woche zu verschieben.

INFO

ERFOLG

Vor den Erfolg haben die Götter nicht den Schweiß, sondern eine Schnecke gesetzt. Um Langzeitziele zu erreichen, braucht man Zeit, eine gute Strategie und erreichbare Etappenziele, sonst wird die Zeit zu lang, bis man sich über den größeren Erfolg freuen kann.

Null Bock bringt nichts

Der dicke Dackel Emil hat besonders leichtes Spiel, wenn Sie sich eine Sportart aussuchen, die Ihnen keinen Spaß macht. Niemand würde sich freiwillig zweimal in den Finger schneiden oder in eine Steckdose fassen, da die Verbindung zwischen Handeln und direkter negativer Rückmeldung tief im Gedächtnis verankert ist. Weil die Rückmeldungen durch eine Sportart, die Ihnen keinen Spaß macht, nicht ganz so stark sind, sind Ihre Reaktionen darauf auch nicht ganz so eindeutig. Aber der Effekt ist der gleiche: Sie haben keine Lust, sich freiwillig aufzuraffen und etwas zu tun, was Ihnen keinen Spaß macht. Ohne äußeren Druck machen Sie genau das, was die meisten Menschen machen: Sie lösen den Konflikt zwischen Verstand und dem Wunsch, eine Situation zu vermeiden, mit der bewährten Strategie, die sportlichen Aktivitäten auf ein Morgen, das nie kommen wird, zu verschieben.

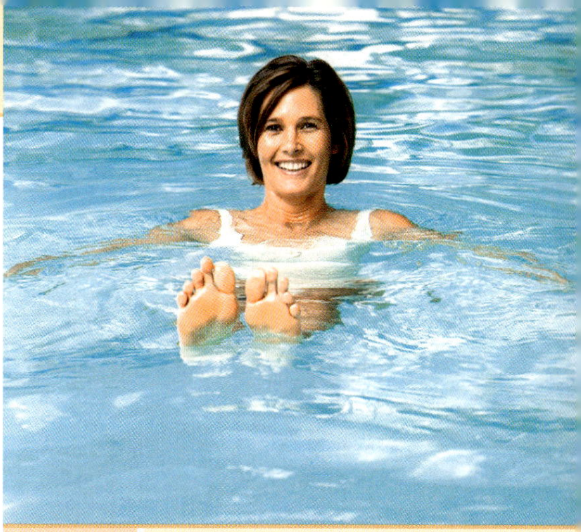

Wählen Sie eine Sportart aus, die Ihnen Spaß macht.

Spaß- nicht Stresssport

Dieser Gefahr müssen und brauchen Sie sich nicht auszusetzen. Denn anders als der Durchschnittsdeutsche haben Sie es geschafft, mit Ihrem täglichen Spaziergang und dem 10-Punkte-System ausreichend Bewegung in Ihr Leben zu bringen. Für Sie ist Sport keine Notwendigkeit mehr, sondern eine nette Abwechslung, eine Ergänzung, die Ihnen vor allem Spaß machen und bringen soll. An ihm können Sie Ihren persönlichen Ehrgeiz austesten und Ihre Körperkräfte messen. Deshalb können Sie sich in aller Ruhe überlegen, welche Sportart Sie wirklich reizen würde. Wenn Sie sich täuschen, ist das auch nicht so schlimm. Sie können jederzeit mit einer Sportart wieder aufhören und mit einer anderen beginnen. Auf dem hohen Bewegungsniveau, auf dem Sie sich bereits befinden, zählt nur eines: Ich will mehr Freude und Spaß an mehr Bewegung erleben, will austesten, was ich alles erreichen kann.

Gruppengefühl oder Individualist

Alle aeroben Sportarten haben den Vorteil, dass sie gemeinsam mit anderen Menschen ausgeübt werden können. Sie sind eine gute Gelegenheit, Gleichgesinnte kennen zu lernen und sich auszutauschen. Die regelmäßigen Treffen mit einer netten Sportgruppe erleichtern es außerdem, feste Termine für die Sportzeit einzuhalten, weil man sich nicht nur auf den gemeinsamen Sport freut, sondern auch darauf, seine Mitstreiter wieder zu treffen. Viele Freundschaften sind in solchen Gruppen schon geschlossen worden, und gemeinsame Aktivitäten haben so manche Gruppe zu einer eingeschworenen Gemeinschaft werden lassen.

Für Individualisten, die ihre Zeit unabhängig von anderen planen und auf die Bedürfnisse einer Gruppe keine Rücksicht nehmen wollen, sind aerobe Sportarten genauso gut geeignet. Anders als bei anaeroben Sportarten wie Fußball oder Kampfsportarten ist man nicht auf ein Team angewiesen, mit dem man zusammen trainieren muss. Walken, Joggen oder Radfahren kann jeder allein, in seinem eigenen Tempo und zu der Zeit, die für ihn am günstigsten ist.

Ersetzen ist die Devise

Egal, ob Sie mehr Abwechslung und Bewegung durch eine Ausdauersportart in Ihrem Leben integrieren wollen oder nicht, für Ihre Zielsetzung gilt grundsätzlich:

- Der 30-minütige Spaziergang und das 10-Punkte-System werden für die nächsten sechs Monate beibehalten.

Wenn Sie eine Ausdauersportart betreiben wollen, ersetzen Sie den Spaziergang zweimal in der Woche durch die Ausdauersportart. Sollten Sie an einem dieser Tage aus irgendwelchen Gründen keinen Sport treiben können, lassen Sie den Sport ausfallen und machen stattdessen Ihren Spaziergang. Denn das Schöne ist: Solange Sie Ihr Grundprogramm, an das Sie sich bereits gewöhnt haben, beibehalten, ist jeder Sporttag ein Sahnehäubchen, aber kein gesundheitliches Muss.

WICHTIG !

DAS SOFA IST KEINE ALTERNATIVE

- Regel Nummer 1: Der Normalfall sind und bleiben der Spaziergang und das 10-Punkte-System.
- Regel Nummer 2: Abwechslung zum Spaziergang bedeutet, diesen durch sportliche Aktivitäten zu ersetzen.
- Regel Nummer 3: Sollte Regel Nummer 2 einmal nicht eintreten, tritt automatisch Regel Nummer 1 in Kraft.

Mehr oder nicht mehr, das ist die Frage

Nachdem Sie Ihr mittelfristiges Ziel erreicht haben, sollten Sie sich entscheiden, ob Sie zusätzlich eine Ausdauersportart betreiben wollen oder ob es für Sie zu früh ist. Wenn Sie keine Sportart ausüben möchten, übertragen Sie einfach die Ziele der letzten drei auf die nächsten sechs Monate und machen Ihre Spaziergeh-Routine und das 10-Punkte-System konsequent weiter. Greifen Sie zu, wenn sich eine schöne Gelegenheit zu mehr Bewegung ergibt, etwa eine Wandertour mit Freunden. Oder regen Sie im Bekanntenkreis einmal einen gemeinsamen Schwimmbadbesuch an. Jede Form der Bewegung, die für Sie mit Spaß und Freude verbunden ist, kann Ihnen nützen. Denn mit jeder positiven Rückmeldung erobern Sie sich ein Stückchen von Ihrem Wissen zurück, wie wohltuend und angenehm es ist, sich ausdauernd zu bewegen.

Es darf ein bisschen mehr sein

Möchten Sie hingegen jetzt mit einer Ausdauersportart beginnen, brauchen Sie neue Ziele, die Sie anstreben können. Zusätzlich zum Spaziergang und dem 10-Punkte-System könnte Ihr Kurzzeitziel so aussehen:

1. Ich will eine Ausdauersportart finden, die mir Spaß macht, und mir alles, was ich dafür brauche, besorgen.
2. Am nächsten Montag, den (Datum) fange ich an, mir Informationen zu besorgen.
3. In vier Wochen, am (Datum) will ich mich entschieden und mit meinem Arzt alle gesundheitlichen Risiken abgeklärt haben.
4. Wenn ich mein Ziel erreicht habe, belohne ich mich mit einem schönen Buch über meine Sportart.

Das hierauf aufbauende Ziel könnte folgendermaßen aussehen:

1. In den darauf folgenden zwei Wochen, vom (Datum) bis zum (Datum), will ich die notwendige Ausrüstung besorgen und mich (fallst sinnvoll) bei einer Gruppe angemeldet haben.
2. Wenn ich mein Ziel erreicht habe, belohne ich mich mit einem Blumenstrauß.

Das hierauf aufbauende mittelfristige Ziel wäre:

1. Nach diesen zwei Wochen, ab (Datum), ersetze ich am Montag und Donnerstag meinen Spaziergang durch 30 Minuten Radfahren, Walking oder Nordic Walking (Ihre gewählte Sportart) und fahre dafür um 15 Uhr in den Stadtpark/treffe mich mit einer Gruppe um 18 Uhr.
2. Das will ich fünf Monate lang, bis zum (Datum), konsequent durchführen.
3. Wenn ich mein Ziel erreicht habe, belohne ich mich mit einem verlängerten Urlaubswochenende am Meer.

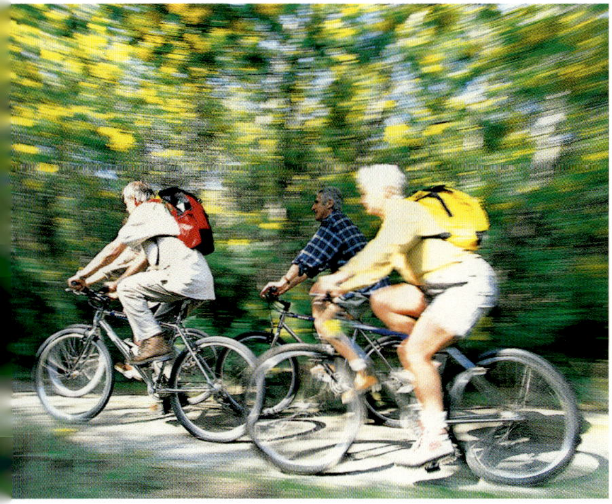

TIPP

DIE BELIEBTESTEN SPORTARTEN

Die beliebtesten Sportarten aller Deutschen, die Sport betreiben, sind laut den Ergebnissen einer Emnid-Umfrage folgende: Radfahren mit rund 60 Prozent, Schwimmen und Wandern mit jeweils rund 50 Prozent, gefolgt von Gymnastik und Joggen mit je rund 30 Prozent der Nennungen.

SICH REGEN BRINGT SEGEN

Kein Medikament ist bisher in der Lage, die Arbeit der Muskelzellen zu ersetzen. Billionen kleinster Muskelzellen sorgen dafür, dass Sie sich jederzeit und ausdauernd bewegen können. Nur sie sind in der Lage, mithilfe von Sauerstoff aus Nahrungsenergie Bewegungsenergie herzustellen. Und je mehr Muskelzellen Sie einsetzen, desto mehr Zellen müssen mächtig Glukose und Fett verheizen, um Bewegungsenergie herzustellen. Dies hat zahlreiche positive Folgen für Ihren Körper.

IHRE BIO-PROGRAMME KOMMEN WIEDER INS LOT

Die Insulinresistenz verbessert sich
Da die Zellen wieder Glukose verheizen, werden sie zu dankbaren Glukoseabnehmern und machen ihre Zuckertürchen wieder auf.

Blutzuckerwerte normalisieren sich
Glukose wird in Bewegungsenergie verwandelt und bleibt nicht ungenutzt im Blut.

Hyperinsulinämie verbessert sich
Weil die Zellen wieder besser Glukose aufnehmen, müssen die Betazellen der Bauchspeicheldrüse nicht mehr Insulin produzieren, als benötigt wird. Studien zeigen, dass der Insulinbedarf bis zu 30 Prozent geringer ausfällt.

Insulinblockade fällt weg
Die Insulinspiegel können wieder abfallen, und Insulin blockiert nicht mehr den Fettabbau, weil Fett zur Gewinnung von Bewegungsenergie gebraucht wird.

Der Fettstoffwechsel verbessert sich
Triglyzeridwerte (Neutralfette) und das »böse« LDL-Cholesterin sinken, und das »gute« HDL-Cholesterin steigt an, da wieder Fett verbrannt werden kann.

Der Bluthochdruck normalisiert sich
Es kommt zu einer Blutdrucksenkung, weil sich die Adern wieder weiten und dadurch das Blut besser durch sie hindurch fließen kann. Diese Blutdrucksenkung bleibt selbst unter Ruhebedingungen erhalten.

Das Herz wird entlastet
Blutdrucksenkung und Senkung der Herzfrequenz reduzieren die vom Herzen zu leistende Arbeit.

› Sauerstoff hält Körper und Geist jung
Weil trainierte Muskelzellen mehr Sauerstoff benötigen, erhöht sich das Herzminutenvolumen. Der Körper wird bis in die kleinste Zelle hinein besser mit Sauerstoff versorgt. Ein wahrer Jungbrunnen für Körper und Geist.

› Erhöhung des Körperumsatzes
Es werden nicht nur während des Sports mehr Kilokalorien verbraucht, sondern der Effekt hält auch in Ruhe an, selbst während des Schlafs.

› Die Verdauung kommt in Schwung
Bewegung macht nicht nur den Körper mobil, sondern bringt auch einen trägen Darm sanft und effektiv wieder auf Trab. Verdauungsprobleme bessern sich, die Darmtätigkeit wird angeregt, Völlegefühle und Blähungen lassen nach, und Wohlbefinden stellt sich ein.

› Stress wird zu Ausgeglichenheit
Bewegung ist der beste Stresskiller. Stress löst eine ganze Kaskade von körperlichen Reaktionen aus, die den Körper in Alarmbereitschaft für Angriff oder Flucht versetzen. Bewegung setzt diese bereit gestellte Energie in Handlung um, und sie kann sich nicht mehr »stauen«.

› Verspannungen lockern sich, Gelenke werden stabil
Einseitige Belastungen der Muskulatur kommen wieder ins Gleichgewicht. Sanfte Bewegungen der Gelenke fördern deren Durchblutung und damit den Knorpelaufbau und stabilisieren die Bänder.

› Gute Laune stellt sich ein
Die Gehirnbotenstoffe Serotonin, Endorphin und Dopamin werden ausgeschüttet. Diese sorgen im Gefühlszentrum des Gehirns für gute Laune und den Abbau von Stress. Das funktioniert so gut, dass Bewegung sogar zur Therapie von Depressionen eingesetzt wird.

ARTERIOSKLEROSE WIRD GESTOPPT
Mit ausdauernder Bewegung können Sie alle veränderbaren Risikofaktoren für Arteriosklerose (dem Zuwachsen der Arterien durch Fettablagerungen und Plaques) senken und damit die stille Gefahr für einen Schlaganfall oder Herzinfarkt, ein Nierenversagen oder eine Amputation dramatisch reduzieren.

Nordic Walking

Dass Skilanglauf zu den effektivsten Ausdauersportarten gehört, ist schon lange bekannt. Genauso wie die Tatsache, dass meistens kein Schnee da ist, um diese Sportart betreiben zu können. Und weil die langlaufbegeisterten Finnen auch im Sommer nicht auf ihren Lieblingssport verzichten wollten, entwickelten sie eine neue Sportart, die 1997 erstmals vorgestellt wurde: Skilanglauf ohne Ski, auch Nordic Walking genannt. Während Nordic Walking in Skandinavien innerhalb kürzester Zeit zum Breitensport avancierte, trauten sich in Deutschland zunächst nur wenige Menschen, mit Stöcken zu walken. Das hat sich heute grundlegend geändert. Nordic Walking hat selbst die Schamhaftesten überzeugt und in Deutschland einen wahren Siegeszug angetreten.

Locker kommen alle auf Touren

Bei keiner anderen Ausdauersportart müssen so viele Muskelzellen gleichzeitig auf Hochtouren Bewegungsenergie herstellen wie beim Nordic Walking. Während beim Radfahren lediglich 35 Prozent und selbst beim Joggen nur 70 Prozent Ihrer Muskeln beansprucht werden, sind es beim Nordic Walking sage und schreibe 90 Prozent. Das heißt, 90 Prozent Ihrer Muskelzellen verbrennen in ihren Kraftwerken mithilfe von Sauerstoff Glukose und Fett. Und je länger Sie mit den Stöcken trainieren, desto mehr Muskelzellen werden gebildet, die dann ebenfalls kräftig Brennmaterial verheizen. Kaum eine Muskelzelle kann es sich noch leisten, ihre Zuckertürchen beleidigt verschlossen zu halten. Jede ist froh, wenn Insulin bei ihr anklopft, um Glukose in ihr Zellinneres zu lassen, damit sie Nachschub für ihr Kraftwerk hat. Das Resultat: Die Insulinresistenz verbessert sich, die Blutzuckerwerte sinken. Und endlich können auch die Fette zum Einsatz kommen, Triglyzeridwerte und LDL-Cholesterin sinken. Überflüssige Pfunde schmelzen dahin wie Butter in der Sonne.

Erst zum Arzt, dann auf die Piste

Bevor Sie mit Nordic Walking beginnen, sollten Sie sich von Ihrem Arzt gründlich durchchecken lassen. Schließlich wollen Sie kein Risiko eingehen, sondern Ihre Blutzuckerwerte senken, sich gute Laune und Stressresistenz zulegen. Mit dem Arzt können Sie auch alle Fragen zu Ihrer Medikation besprechen, beispielsweise, ob diese angepasst werden muss. Außerdem kann er mit einem Belastungs-EKG Ihren optimalen Trainingsbereich ermitteln, damit Sie Ihr Herz-Kreislauf-System stärken und nicht belasten.

DIABETIKER MÜSSEN BESONDERS AUF IHRE FÜSSE ACHTEN

Ein Problem bei Diabetes sind Nervenschäden, die durch die »Überzuckerung« der Nervenzellen entstehen und sich vor allem an den Füßen bemerkbar machen. Es kann zu Veränderung der Muskulatur, der Fußstellung und zu einer verstärkten Druckbelastung an einzelnen Stellen des Fußes kommen, wodurch Risse, Druckstellen und Schwielen entstehen. Die Wunden werden meist nicht bemerkt und heilen nicht richtig, da Diabetikerfüße oft schlecht durchblutet und der natürliche Hautschutz und das Immunsystem in Mitleidenschaft gezogen sind. Deshalb müssen Diabetiker besonders auf ihre Füße und auf geeignetes Schuhwerk achten.

DAS RICHTIGE SCHUHWERK BEI DIABETES

Nur wenige Diabetiker brauchen spezielles Schuhwerk, um ihre Füße zu schützen. In den meisten Fällen reichen bequeme, gut sitzende Schuhe und eine von einem Orthopädieschuhmacher angefertigte Einlage aus, um den Fuß vor Fehlbelastungen, Schwielen und Druckstellen zu schützen. Sprechen Sie in jedem Fall mit Ihrem Arzt über das Fußproblem. Er wird Ihnen bei Bedarf eine Überweisung ausstellen und alle notwendigen Untersuchungen durchführen.

WARNSIGNALE, DIE SIE UNBEDINGT BEACHTEN SOLLTEN

- **Nervenschädigungen:** Die Haut der Füße ist rosig, warm, trocken, rissig, verhornt schnell, hat Druckstellen oder Schwielen.
- **Durchblutungsstörungen:** Die Haut ist dünn, pergamentartig, blass, die Füße sind kalt und trocken, Wunden und Verletzungen heilen schlecht.
- **Fußveränderungen:** Die Füße neigen zur Verbreiterung und zum so genannten Hammerzeh.
- **Gefühlsveränderungen:** In den Füßen haben Sie Taubheitsgefühle und Missempfindungen, oder die Beine schmerzen.

DAS A UND O BEI DIABETES: FUSSPFLEGE

- Sehen Sie sich Ihre Füße täglich ganz genau an. Ein Spiegel kann hier gute Dienste leisten.
- Cremen Sie Ihre Füße nach jedem Waschen gründlich ein.
- Achten Sie darauf, dass keine Feuchtigkeit oder Creme in den Zehenzwischenräumen verbleibt, weil sich sonst Pilze und Bakterien ansiedeln können.
- Entfernen Sie regelmäßig überschüssige Hornhaut mit Bimsstein.

Gut gerüstet an den Start

- **Walkingschuhe:** Hier lohnt sich der Besuch in einem spezialisierten Sportgeschäft, in dem Sie eine gute Beratung erhalten. Probieren Sie die Schuhe immer im Laden aus. Die Schuhe müssen gut sitzen, dürfen nirgends reiben und sollen ungefähr eine Daumenbreite über den großen Zeh hinausragen, da sich die Füße beim Walken erwärmen und ausdehnen.
- **Die Stöcke:** Beim Kauf der Stöcke ist vor allem auf die Stocklänge und ein ergonomisches Griff-Schlaufen-System zu achten. Lassen Sie sich im Fachhandel verschiedene Modelle zeigen und probieren Sie diese ruhig aus.
- **Die Kleidung:** Sie sollte leicht, luftig und bequem sein. Empfehlenswert ist Funktionskleidung, weil sie den Körper immer angenehm warm und trocken hält. Mit einer wind- und regendichten Jacke, die gleichzeitig atmungsaktiv ist, sind Sie selbst bei niedrigen Temperaturen und schlechtem Wetter bestens gerüstet.

Nordic-Walking-Schuhe und -Stöcke – achten Sie auf gute Qualität.

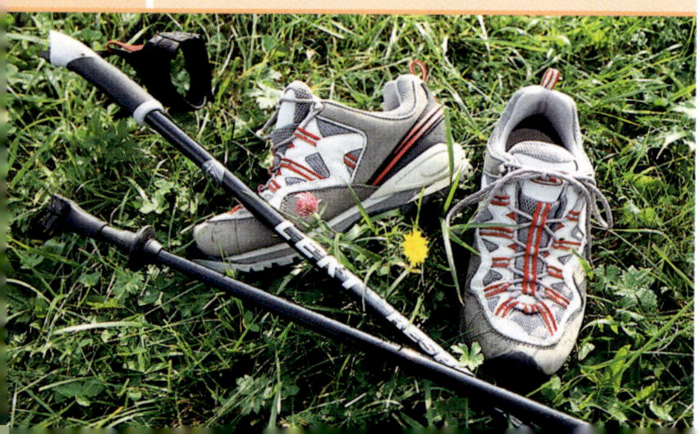

Die Lauftechnik

Wer sicher sein möchte, dass er die richtige Lauftechnik anwendet, sollte bei einem der über 6.000 Nordic-Walking-Trainer, die es in ganz Deutschland gibt, einen Kurs belegen.
Die Technik ist nicht schwer zu erlernen, da sie weitgehend dem Bewegungsablauf des normalen Gehens entspricht. Allerdings sind die Schritte etwas länger, und der Fuß setzt mit der Fersenaußenseite und leicht gebeugtem Knie zuerst auf. Dann den Fuß über die ganze Fußsohle abrollen und über den Großzehenballen und die Zehen den Körper nach vorn drücken.

Die ersten Schritte mit Stöcken

Bevor Sie loswalken, legen Sie die Schlaufen der Stöcke bequem um Hand und Handgelenk, sodass Sie die Stöcke gut führen können, auch wenn Sie den Griff nicht umfassen. Stellen Sie sich bequem, mit leicht gebeugten Knien und leicht nach vorn geneigtem Oberkörper auf. Das linke Bein geht nach vorn, parallel dazu der rechte Arm, der nur leicht gebeugt ist. Umfassen Sie locker den Griff des Stocks und setzen Sie seine Spitze zwischen beiden Füßen auf. Rol-

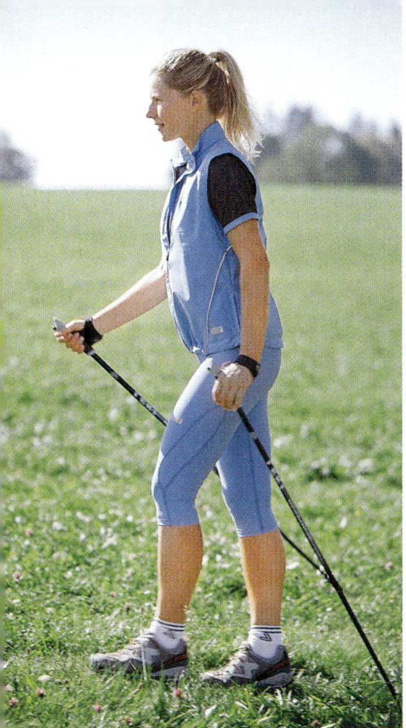

1 Grundposition

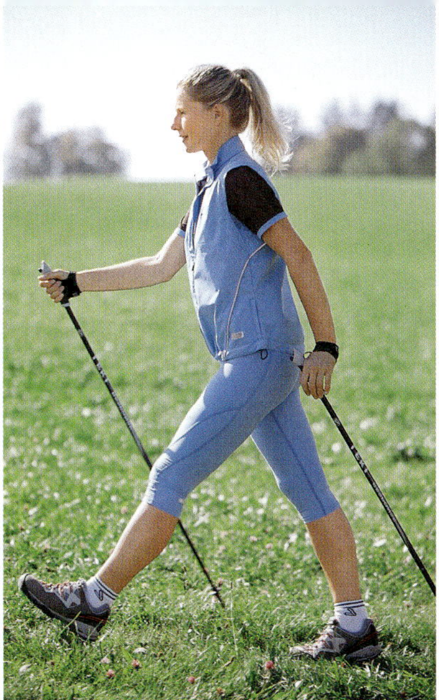

2 Losgehen

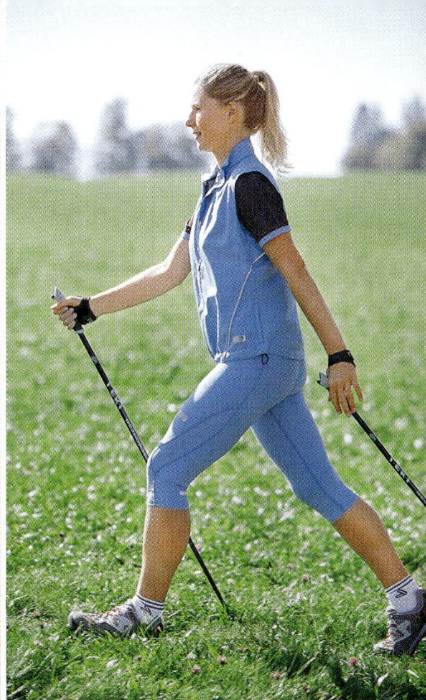

3 Fuß abrollen

len Sie den rechten Fuß ab und drücken gleichzeitig mit dem rechten Arm den Stock nach hinten. Dadurch kommen das rechte Bein und der linke Arm automatisch nach vorn, und der Ablauf wiederholt sich seitenverkehrt.

Die Stockführung

Achten Sie darauf, dass Sie die Stöcke nicht wie eine Waffe fest umklammern. So verspannen sich die Schulter- und Nackenpartien. Die Führungsschlaufe ist dazu da, dass Sie die Griffe loslassen können. Nachdem Sie den Stock leicht vom Boden abgedrückt haben, öffnet sich die Hand, und der ganze Arm schwingt locker nach vorn. Sobald der Arm an Körper vorbei nach vorn geschwungen ist, umschließt die Hand wieder locker den Griff. Die Kraft des Abdrückens wird jedoch fast ausschließlich über das Schlaufensystem ausgeübt, nicht über die Hände und den Griff.

Zeit zum Schulterklopfen

Schritt für Schritt gehen die sechs Monate Ihrer zweiten mittelfristigen Zielsetzung vorbei. Es war ein langer Weg, aber er hat sich gelohnt. Sie haben sehr viel erreicht und können mit vollem Recht stolz auf sich sein und Ihre (hoffentlich große) Belohnung genießen. Und so ganz nebenbei sind Sie in Ihrem Wunschland angekommen. Machen Sie ruhig die Probe aufs Exempel und betrachten sich einmal Ihre Langzeitziele, die Sie sich gesetzt haben (siehe Seite 57).

Was haben Sie alles geschafft? Sie haben gelernt, sich Ziele zu setzen und diese zu erreichen. Selbst den dicken Dackel Emil haben Sie in den Griff bekommen und sind dadurch insgesamt mutiger, selbstbewusster und tatkräftiger geworden. Und vor allem: Sie haben Bewegung in Ihr Leben gebracht.

- Einen Monat sind Sie täglich 15 Minuten spazieren gegangen.
- Drei Monate lang sind Sie jeden Tag 30 Minuten spazieren gegangen und haben das 10-Punkte-System gemacht.
- Sechs Wochen haben Sie so weitergemacht und dabei die nächste Stufe vorbereitet.
- Fünf Monate lang haben Sie entweder jeden Tag 30 Minuten für Ihre Gesundheit aufgebracht und das 10-Punkte-System gemacht oder zusätzlich eine Ausdauersportart betrieben.

Macht summa summarum fast ein ganzes Jahr. Hätten Sie das je gedacht? Oder dass Ihnen körperliche Bewegung einmal fehlen könnte?

Sie sind der Sieger

Jetzt haben Sie so viel Bewegungsroutine, dass Sie ausschließlich die positiven Aspekte der Bewegung wahrnehmen, und Ihre alten negativen Konditionierungen sind längst überwunden. Der dicke Dackel Emil ist weit und breit nicht mehr zu sehen oder zu hören. Sie sind gesundheitlich in Ihrem Wunschland angekommen und können dort gut leben. Denn Sie werden Ihren Spaziergang nicht mehr missen wollen. Wenn Sie sich für die nächsten Jahre noch neue Ziele setzen wollen, dann höchstens welche im Ausdauersport. Aber den Spaziergang und das 10-Punkte-System werden Sie problemlos über Jahre hinweg weitermachen. Aus »Müssen« ist längst ein »Wollen« geworden.

Pleiten, Pech und Pannen

Ein Sprichwort sagt: »Wenn du Gott zum Lachen bringen willst, erzähl Ihm von deinen Plänen.« Vielleicht gehören Sie zu den Menschen, die ihre Ziele nicht im vollen Umfang realisieren konnten, weil äußere Umstände sie daran hinderten oder einfach deshalb, weil der dicke Dackel Emil mal wieder richtig zugeschlagen hat. Lassen Sie sich davon auf keinen Fall entmutigen, sondern steigen Sie immer wieder in Ihr Bewegungsprogramm ein. Setzen Sie Ihre Ziele niedriger und verkürzen Sie die Abstände zwischen den Zielen. Häufig ist damit das Grundproblem behoben. Aber vor allem: Starten Sie immer wieder einen neuen Anlauf, regelmäßig spazieren zu gehen. Sie werden erleben und erfahren, dass Abraham Lincoln Recht hatte, als er sagte: »Denke immer daran, dass deine eigene Entschlossenheit, erfolgreich zu sein, wichtiger ist als alles andere.«

FRAGEN VON DIABETIKERN ZUM BEWEGUNGS-VERHALTEN

Schon als Kind bin ich ziemlich dick und unbeholfen gewesen. Auch heute komme ich schnell aus der Puste, möchte aber etwas für meine Gesundheit tun. Ist es für mich sinnvoll, joggen zu gehen?

Wozu sich quälen, wenn Sie etwas für Ihre Gesundheit tun wollen? Mit einem untrainierten Körper zu joggen, hat wenig Sinn, weil Sie sich durch die Überanstrengung jeden Spaß an körperlicher Bewegung verderben und Ihrem Körper schaden. Für Ihre Gesundheit und Ihr Wohlgefühl ist es sehr viel sinnvoller, zunächst regelmäßig einen Spaziergang zu machen und dessen Tempo und Länge langsam zu steigern. Nach einiger Zeit werden Sie so fit sein, dass Sie walken möchten, und irgendwann klappt es mit dem Joggen ganz von selbst. Aber lassen Sie sich Zeit.

Ich nehme Tabletten, die die Insulinresistenz verbessern. Reicht das nicht aus? Muss ich mich auch noch mehr bewegen?

Die Tabletten, die Sie nehmen, erleichtern es dem Hormon Insulin, die Zuckertürchen der Muskelzellen wieder aufzubekommen, damit Glukose in die Zellen hineingelangen und in ihren Kraftwerken in Bewegungsenergie verwandelt werden kann. Wenn Sie sich nicht bewegen, verbrennen die Muskelzellen keine Glukose – weil keine Bewegungsenergie gebraucht wird –, sondern packen ihre Vorratslager voll. Irgendwann nützen selbst die besten Tabletten nichts mehr, weil die Zellen ihre Türchen erneut fest verrammeln. Da hift nur eins: regelmäßige, ausdauernde Bewegung, um kräftig Glukose zu verbrennen. Nur dann haben die Tabletten, die Sie einehmen, einen Sinn.

In meinem Alter (66 J.) ist es mir peinlich, wenn ich so schnell durch die Gegend laufen soll. Was werden meine Bekannten von mir denken?

Ihre Bekannten werden gar nichts denken, weil sie nichts bemerken. Niemand wird sich darum kümmern, ob Sie schnell oder langsam spazieren gehen. Der Einzige, den es offensichtlich interessiert, ist Ihr dicker Dackel Emil, der Ihnen diese Befürchtung einredet. Und er hat leichtes Spiel, weil Sie an die schnelleren Bewegungen noch nicht gewöhnt und sie Ihnen deshalb peinlich sind. Ein Tipp: Solange Sie sicher sind, dass Sie kein Bekannter sieht, gehen Sie schnell, wenn Sie Bekannte treffen, gehen Sie langsamer. Je mehr Sie sich an zügiges Gehen gewöhnen, um so mutiger und selbstbewusster werden Sie.

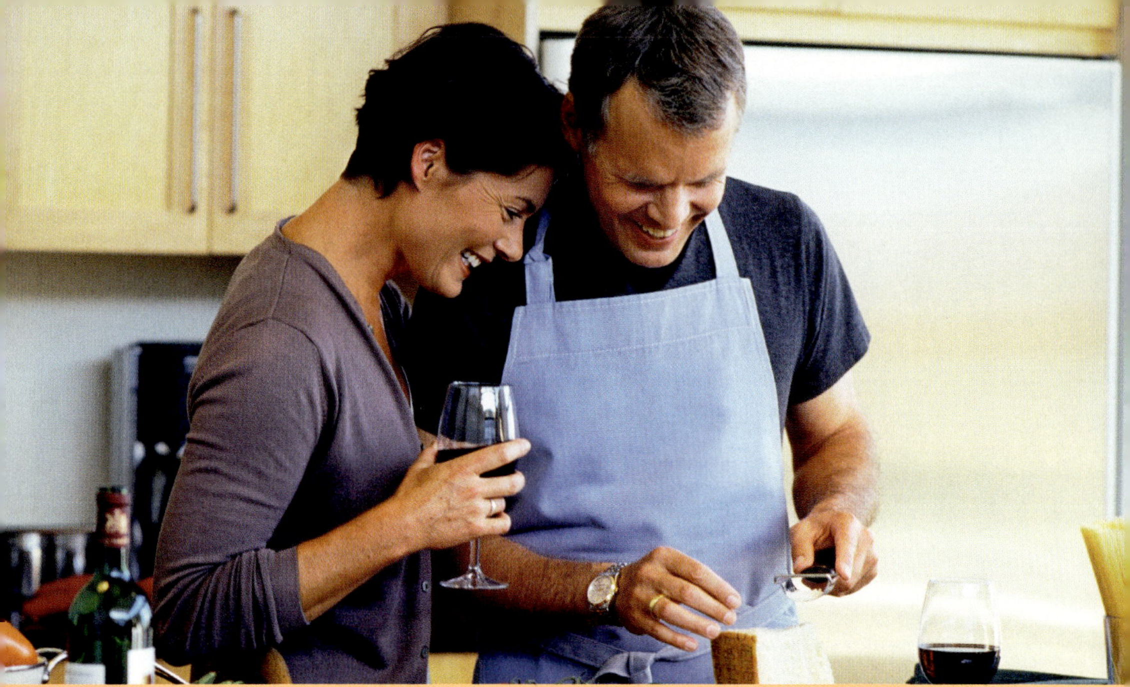

Genuss ist Lebensfreude

»Essen hält Leib und Seele zusammen!«, sagt der Volksmund. Und Recht hat er. Essen gehört zu den wichtigsten und schönsten Dingen unseres Lebens. Ein gutes Essen stärkt die Lebensgeister und hebt die Laune. In geselliger Runde gemeinsam zu essen ist Lebensfreude pur. Doch Essen kann noch mehr. Pralinen trösten über Liebeskummer hinweg, Pizza und Eis dienen als Belohnung, und Kuchen kann erfreuen. Wer gesellschaftlich etwas gelten will, weiß die Kochkunst von Spitzenköchen wie einen guten Wein zu preisen. Diejenigen unter uns, die den Hunger der Kriegs- und Nachkriegszeit am eigenen Leib erlebten, essen gerne nach dem Motto »Die schlechten Zeiten sollen vorbei sein« und achten beim Essen eher auf Masse statt auf Klasse. Die vielfältigen Funktionen, die Essen im Leben eines Menschen einnimmt, lernen wir ganz nebenbei wie Tischmanieren und unseren Geschmack über Konditionierung und Modelllernen. Sie werden auf diese Weise von Generation zu Generation weitergegeben.

Eine historische Zeit

Jederzeit genug essen zu können ist ein alter Menschheitstraum. In den Industrienationen ist dieser Traum Wirklichkeit geworden und stellt die Menschen vor ein Problem, das in ihrer Geschichte noch nie existierte, auf das weder ihre Körper noch ihre Lernprogramme eingestellt sind. Wir müssen lernen, mit dem Überfluss umzugehen, einen goldenen Mittelweg zwischen dem Möglichen und Sinnvollen zu finden. Denn möglich ist heute alles. Zudem sind Industrie, Handel und Fast-Food-Ketten daran interessiert, mit raffinierter Werbung möglichst viele Bedürfnisse nach Gaumenfreuden zu schaffen, um damit gute Umsätze zu machen. In der heutigen Umbruchsituation des Überflusses, industriell hergestellter Lebensmittel und massiver Werbung ist es für den Einzelnen schwer geworden, sich zu orientieren.

Umgelernt ist umgelernt

Die nächste Herausforderung Ihres Gesundheitsunternehmens (siehe Seite 29) ist wesentlich schwieriger, als mehr Bewegung in Ihr Leben zu bringen. Dieser Nüsseberg ist so schwer zu bewältigen, weil alle Bereiche Ihres Lebens betroffen sind und Sie weitgehend allein einen für sich passenden Weg finden müssen, um das Glukoseangebot für Ihre Muskelzellen zu reduzieren, gleichzeitig alles essen zu können, was schmeckt, und immer satt zu sein, wie es in der Zielsetzung formuliert ist (siehe Seite 57).
Es gilt eine Balance zu finden aus Genuss, Lebensfreude und einer Ernährung, die gesund, leistungsstark, fit und schlank macht. Diesen großen Berg an Nüsschen können Sie jedoch mit den Ihnen jetzt schon vertrauten und erprobten Strategien und dem notwendigen Hintergrundwissen, über das Sie verfügen, gut bewältigen. Sie sind – anders als in der Vergangenheit – bestens für diesen Teil Ihres Gesundheitsprojekts gerüstet.

INFO

UND STÄNDIG LOCKEN DIE VERSUCHUNGEN

Es wird gegessen, wohin man schaut. Wer nichts essen möchte und durch eine Stadt geht, kommt sich schnell vor wie ein Alkoholiker in einem Spirituosengeschäft. Auf Schritt und Tritt umwehen uns Essensgerüche und locken kleine Schweinereien. Nirgends ist man vor Essen sicher. Ein Volksfest ohne Fressstände wäre keines, Familienfeiern oder Betriebsfeste ohne Essen – undenkbar. Da fällt es schwer, standhaft zu bleiben, auch wenn der Verstand sagt, dass zu viel Nahrungsenergie krank und dick macht.

Ernährungsumstellung

Um die Langzeitziele Ihres Gesundheitsprojekts zu erreichen, ist mehr Bewegung unverzichtbar. Aber Sie brauchen auch das zweite Puzzlestück, die Kurskorrektur durch Ernährungsumstellung. Beginnen Sie damit, wenn Sie Ihren 15-minütigen Spaziergang regelmäßig machen oder nachdem Sie ihn auf 30 Minuten erweitert haben. Denn zu diesem Zeitpunkt haben Sie bereits wichtige Erfahrungen gesammelt, wie Sie Ihre Wünsche erkennen, Ziele festlegen und umsetzen können. Und Sie haben die ersten Erfolge im Kampf mit dem dicken Dackel Emil errungen. Beides sind Strategien, die Sie bei der Ernährungsumstellung dringend brauchen. Superwichtig für Ihre Ernährungsumstellung ist es außerdem, dass Sie von Anfang an folgende Wegweiser beachten, um weitere Negativkonditionierungen zu verhindern:

- Langsame Umerziehung der Geschmacksnervenzellen
- Verzicht auf jede Form von Diät, auch auf schnelle Ernährungsumstellung

Das wird zunächst nicht so einfach sein, weil Sie daran gewöhnt sind, im Sinne von Diäten und dem Alles-oder-nichts-Prinzip (AONP) zu denken und im Stillen glauben, dass Sie schnelle Erfolge erzielen können. Doch dies sind die typischen Verlockungen durch den dicken Dackel Emil, auf die Sie nicht hereinfallen sollten. Er möchte, dass Sie scheitern und zu Ihren alten Essgewohnheiten zurückkehren. Machen Sie ihm klar, dass nichts dagegen spricht, es einmal auf einem anderen Weg zu versuchen.

INFO

GEEIGNETE MODELLE SIND MANGELWARE

Die in Familien täglich gegessene Hausmannskost oder Fertiggerichte sind nur für Schwerarbeiter die richtige Ernährung. Und magersüchtig aussehende Fotomodelle und jugendliche Waschbrettbauchbesitzer sind keine Modelle für Durchschnittsbürger.

Wohin führt der Weg?

Das Langzeitziel Ihrer Ernährungsumstellung ist eine Mischkost, die sich an der bekannten Ernährungspyramide orientiert (siehe Seite 111). Sie haben das Ziel »gesunde Mischkost« erreicht, wenn Ihre tägliche Ernährung aus

- 55 bis 60 Prozent Kohlenhydraten mit langen Glukoseketten wie Vollkornprodukte, Obst, Gemüse und Kräuter,
- 30 bis 35 Prozent vorwiegend pflanzlichen Fetten oder Fischfett und
- 10 bis 15 Prozent Eiweiß besteht und

- Sie nicht mehr Kilokalorien zu sich nehmen, als Sie verbrauchen.

Kilokalorien (kcal) sind die Einheit, mit der die Energie bezeichnet wird, die Sie Ihrem Körper durch Nahrung zuführen. Wie hoch Ihr Bedarf ist, hängt von Ihrem Gewicht, Ihrem Alter und der Intensität der Bewegung ab. Daraus errechnet man die Grundversorgung und den Gesamtenergieumsatz. Als Faustregel gilt:
Grundversorgung (GV) = tägliche Energiemenge (in kcal), die der Körper ohne Bewegung benötigt, um alle seine Funktionen aufrechtzuerhalten.
18–30 Jahre: 14,7 x Gewicht in kg + 496
31–60 Jahre: 8,7 x Gewicht in kg + 829
Gesamtenergieumsatz = GV + Energie für Bewegung. Dies entspricht etwa bei

- Kopfarbeit: GV x 1,4
- mäßiger Bewegung: GV x 1,7
- intensiver Bewegung: GV x 2,0

Genussvoll essen ist wichtig

Ernährungsumstellung bedeutet in keinem Fall, dass Sie auf Genuss beim Essen verzichten müssen. Sie bedeutet genau das Gegenteil: den Genuss durch Vielfalt und Raffinesse zu erweitern, sich neue Geschmacksdimensionen zu erobern, die Tristesse immer gleich schmeckender Geschmacksverstärker, von Industriezucker und tierischen Fetten hinter sich zu lassen. Wieder zu erfahren, wie lecker ein richtiges Brot schmeckt, die fruchtige Süße von Birnen und Erdbeeren neu zu entdecken und der Vielfalt von Kräutern und Gewürzen auf die Spur zu kommen.

Zuerst wird gemogelt

Doch das ist zunächst Zukunftsmusik. Noch sind Ihre Geschmacksnerven so konditioniert, dass Sie die meisten »gesunden Sachen« nicht mögen. Aber mit List und Tücke bringen Sie ihnen schnell bei, dass es auch anders geht. Beginnen Sie damit, überflüssige Dickmacher aus Ihrer Ernährung rauszumogeln. Und zwar so, dass Ihre Geschmacksnerven es nicht oder kaum bemerken.

Die LOGI-Pyramide (siehe Seite 123).

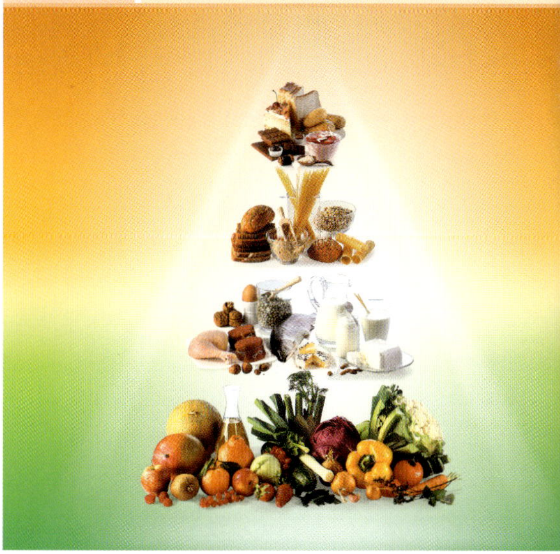

Zurück zum Start

Der erste Schritt in Richtung Langzeitziel beginnt auch bei der Ernährungsumstellung am Start und nicht am Ziel. Lassen Sie sich nicht vom AONP verleiten, sondern fangen Sie langsam an. Sie können sich dabei von dem Grundgedanken leiten lassen:

- Alle kurzen Glukoseketten (wie Zucker und Weizenmehl) und alle tierischen Fette, die nicht in meinen Körper gelangen, können meine Muskelzellen auch nicht mit Brennmaterial überschwemmen.

INFO

MOGELN SIE MIT VERSTAND

Frage: Auf was würden Sie bei der Ernährungsumstellung als Erstes verzichten:

- Kohlenhydrate (Glukose)
- Fette
- Kohlenhydrate und Fette gleichzeitig
- große Mengen zu essen

Wenn Sie mit Verstand erfolgreich und nicht nach dem AONP erfolglos mogeln wollen, ist keine dieser vier Antworten richtig. Verzicht ist negativ und frustrierend. Das merkt sich Ihr Lernprogramm und ruft den dicken Dackel Emil auf den Plan. Angesagt ist die Eichhörnchentechnik.

Um das AONP zu vermeiden, empfiehlt es sich, zunächst einmal genau zu überprüfen, wann und in welchen Speisen Sie Zucker und tierische Fette zu sich nehmen. Schreiben Sie dazu alles auf, was Ihnen zu der Hauptmahlzeit »Mittagessen« einfällt. Diese Liste wird in den ersten Monaten die Grundlage für Ihre Ernährungsumstellung sein.
Da etwas molligere Menschen laut den Ergebnissen von wissenschaftlichen Untersuchungen vor allem die Dickmacher Zucker und Fett mögen, fällt die Liste wahrscheinlich recht lang aus. Lassen Sie sich davon nicht entmutigen. Sie wollen ja gerade hieran etwas ändern und sind auf dem richtigen Weg, diese Liste Nüsschen für Nüsschen und in Ihrem eigenen Tempo zu bewältigen.

Schnecken stolpern nicht

Stellen Sie die Ernährung im Schneckentempo um. Denn bei jedem einzelnen Schritt, den Sie machen, haben Sie es nicht nur mit der Veränderung krank machender Essgewohnheiten zu tun, sondern gleichzeitig mit alten Lernerfahrungen, tief sitzenden Geschmackskonditionierungen, überholten Überzeugungen und trägen Bio-Programmen. Es wird mindestens ein halbes bis ein Jahr dauern, bis Sie Ihr Mittagessen auf eine gesunde Mischkost umgestellt haben. Dies hört sich zunächst lange an, ist aber eine kurze Zeit im Vergleich zu den vielen Jahren, in denen Sie sich vergeblich bemühten. Oder den vielen Jahren, die noch vor Ihnen liegen und in denen Sie die Früchte Ihrer jetzigen Bemühungen ernten können.

Meine Kurzzeitziele

Essen Sie weiterhin, was Ihnen und Ihrer Familie schmeckt, und essen Sie zu den Hauptmahlzeiten so viel, bis Sie satt sind. Eine alte Regel sagt: Nur wer satt ist, nimmt ab. Denn satte Menschen greifen seltener zu Süßigkeiten, Knabberzeug oder anderen Dickmachern.
Natürlich können Sie mit jeder Mahlzeit Ihre Essensumstellung beginnen. Empfehlenswert ist jedoch das Mittagessen, da erfahrungsgemäß vor allem bei dieser Mahlzeit zu viel Fett und kurzkettige Glukose gegessen werden. Wenn Sie es sich zur Regel machen, grundsätzlich auf Fertiggerichte zu verzichten und selbst zu kochen, können Sie – ganz ohne Geschmacksverlust – große Mengen an Zucker und tierischen Fetten aus Ihrem Essen herausmogeln. Und mit der Mogelei können Sie viele Kilokalorien einsparen, ohne es zu bemerken. Ihr erstes Nüsschen oder Kurzzeitziel könnte deshalb so aussehen:

1. Ich will bei sechs Gerichten von meiner erstellten Liste tierisches Fett und/ oder Zucker dauerhaft reduzieren.
2. Ich fange morgen (Datum) damit an.
3. Dieses Ziel will ich in drei Wochen, am (Datum) erreicht haben.
4. Wenn ich mein Ziel erreiche, belohne ich mich an diesem Tag mit den hübschen Ohrringen, die ich gestern gesehen habe.

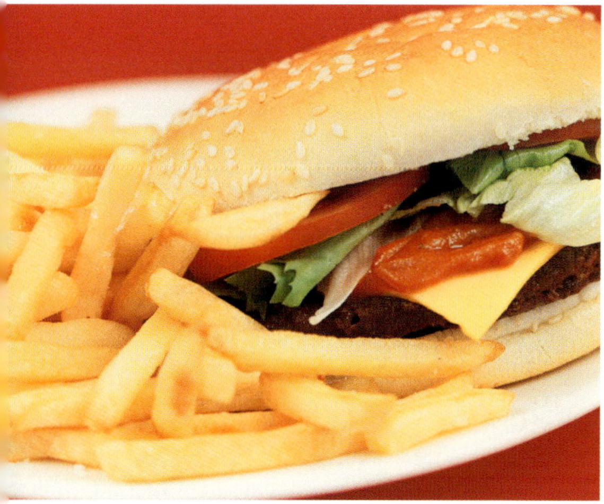

ZUCKER UND FETT

INFO

Die Deutschen essen zu fett, zu süß und zu einseitig. So schätzt die Deutsche Gesellschaft für Ernährung (DGE), dass der Anteil an Nahrungsfetten auf bis zu 40 bis 45 Prozent der Gesamtenergiemenge angestiegen ist. Jeder Bundesbürger isst im Durchschnitt rund 50 Kilogramm Zucker im Jahr.

Heimtücke, dein Name sei Köchin

Fangen Sie immer mit den Gerichten an, bei denen Ihre Mogelei am wenigsten auffällt. Sie kochen häufig Rotkohl? Wie jede Hausfrau weiß, wird Rotkohl mit mehreren Löffeln Zucker und reichlich Speck zubereitet. Hier können Sie ohne Geschmacksverlust mogeln, wenn Sie nur ein Zehntel der normalen Speckmenge nehmen und den Speck sehr kross anbraten, bevor Sie das Kraut dazugeben. Den Geschmacksverstärker Zucker können Sie durch Süßstoff ersetzen.
Essen Sie und Ihre Familie gerne Sahnesoßen? Sie eignen sich besonders gut zum Einsparen, weil sie der Super-GAU für Ihre Muskelzellen sind. Eingedickt mit weißem Mehl (kurze Glukoseketten) und verfeinert mit einem Becher Sahne (tierisches Fett), killen sie zusammen mit den Füllbeilagen jedes Bio-Programm.
Mogeln Sie einfach den Becher Sahne raus, indem Sie ganz am Schluss die Soße mit drei bis vier Löffeln Sahne »einfärben« und sie nicht mehr aufkochen. Sie schmeckt dann genauso sahnig wie mit einem ganzen Becher Sahne.
Fett wegmogeln können Sie ebenfalls leicht, wenn Sie sich angewöhnen, Fleisch oder Fisch nach dem Braten auf Küchenpapier zu legen und das überschüssige Fett abzutupfen. Für Suppen und Eintöpfe sollten Sie die Fleischbrühe einen Tag früher kochen und sie erkalten lassen. Da Fett oben schwimmt und beim Abkühlen fest wird, können Sie es am nächsten Tag ohne Probleme von der Fleischbrühe herunternehmen.

TIPP

MOGELN SIE, WAS DAS ZEUG HÄLT

Auch wenn es nur kleine Veränderungen sind, die scheinbar kaum ins Gewicht fallen: Mit jedem Gramm, das Sie wegmogeln, kommen Sie Ihrem Wunschziel ein kleines Stückchen näher. Denn:

- 1 Gramm Kohlenhydrate hat 4 Kilokalorien.
- 1 Gramm Fett hat 9 Kilokalorien.

Ein Nüsschen folgt dem nächsten

Wie in einem Baukastensystem, können Sie auf diese Weise ein Kurzzeitziel nach dem anderen von Ihrer Liste abarbeiten. Dabei ist es vollkommen gleichgültig, wo Sie anfangen zu mogeln und in welcher Reihenfolge Sie vorgehen. Sie müssen weder hungern noch auf Geschmack verzichten und lernen ganz nebenbei, Ihre bisherigen Essgewohnheiten kritisch zu beurteilen und das, was raus kann, einfach wegzulassen. Bereits durch das Wegmogeln entlasten Sie Ihre Bio-Programme und reduzieren das Angebot an Nahrungsenergie für den Kunden Muskelzelle. Und je mehr Sie wegmogeln, umso besser für Sie und Ihren Blutzucker.

Meine mittelfristigen Ziele

Nachdem Sie aus Ihrem Mittagessen alles herausgemogelt haben, was ohne Geschmacksverlust ging, können Sie auf diese Erfolge aufbauen und zum nächsten größeren Ziel übergehen:

- Ersetzen Sie, was ohne einen bedeutenden Geschmacksverlust ersetzt werden kann.

Wenn Sie sich von Anfang an eine Routine aufbauen, wird diese Ihnen helfen, den dicken Dackel Emil gut unter Kontrolle zu halten. Eines Ihrer mittelfristigen Ziele könnte so aussehen:

1. Ich will bei sechs Gerichten meiner Liste tierisches Fett und kurze Glukoseketten dauerhaft durch gesundheitsbewusste Alternativen ersetzen.
2. Ich fange morgen (Datum) damit an.
3. Dieses Ziel will ich in zwei Monaten, am (Datum) erreicht haben.
4. Wenn ich mein Ziel erreiche, belohne ich mich an diesem Tag mit einem Einkaufsbummel.

Beispielsweise könnten Sie damit beginnen, dass Sie statt zu Butter immer zu pflanzlichen Ölen greifen, das nehmen Ihre Geschmacksnerven nicht krumm.

Wenn ein Ziel nicht erreicht wird

Wenn Sie einen Schritt nicht auf einmal schaffen, unterteilen Sie ihn in mehrere Kurzzeitziele. Zunächst ersetzen Sie Zucker durch Süßstoff, dann verwenden Sie wenig Sahne am Schluss statt viel Sahne und Butter, schließlich lassen Sie das Mehl und Paniermehl weg. Wichtig ist, dass Sie den nächsten Schritt immer

Mit wenigen Tricks können Sie gesund und schmackhaft kochen.

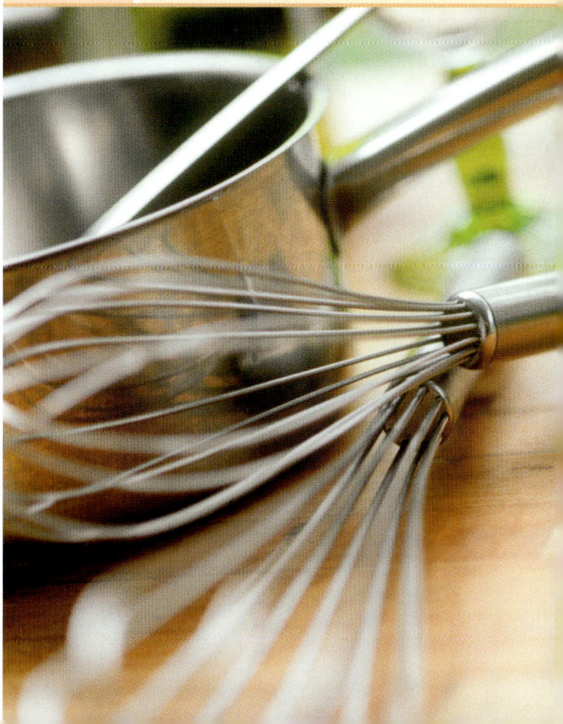

erst dann machen, wenn Sie sich an eine Neuerung gewöhnt haben und sie Ihnen nicht mehr auffällt.
Es gibt viele Möglichkeiten, die herkömmliche Küche »leichter« zu machen. Bei Gemüse, das häufig mit Zucker, Butter und Sahne zubereitet wird, können Sie diese ganz weglassen und stattdessen Kräuter verwenden. Zu Möhren und Kohlrabi schmeckt Petersilie sehr gut, grünen Bohnen verleihen Bohnenkraut oder Dill ein interessantes Aroma. Spinat kann mit sehr fein geschnittenen Zwiebeln und reichlich Muskatnuss schmackhaft aufgepeppt werden.

INFO

MINERALWASSER IST UNVERZICHTBAR

Kohlesäurehaltiges Mineralwasser ist unverzichtbar. Nicht nur zum Trinken, sondern auch für eine gesundheitsbewusste Küche. Es ist ein wahres Allround-Talent. Magerquark schmeckt wie Sahnequark, wenn Sie mehrere Löffel Mineralwasser einrühren. Pfannkuchen aus Weizen- und Vollkornmehl werden, wenn man statt Milch Mineralwasser in den Teig gibt, dick und locker. Selbst zum Braten in einer beschichteten Pfanne eignet es sich. Versuchen Sie es selbst. Sie werden verblüfft sein.

Viele Lebensmittel mit kurzen Glukoseketten können ganz einfach durch vergleichbare Lebensmittel mit langen Glukoseketten ersetzt werden. So können Sie statt Eiernudeln und Spätzle Nudeln oder Spaghetti aus Hartweizengrieß verwenden. Rundkorn- und Schnellkochreis ersetzen Sie durch Parboiled-, Natur- oder Wildreis. Statt Kartoffelkroketten und Bratkartoffeln kochen Sie Pellkartoffeln oder Salzkartoffeln. Paniermehl können Sie gut durch Getreideschrot oder Haferflocken ersetzen. Statt Weizenmehl Type 405 nehmen Sie Weizenmehl Type 1050 oder höher, und anstelle von Weißbrot essen Sie Vollkornbrot. Frikadellen sind besser als ihr Ruf – und wesentlich besser, als eine Bratwurst zu essen. Und so peppen Sie diese zur Gesundheitsfrikadelle auf:

- Im ersten Schritt reduzieren Sie den Speck, den Sie zur Fleischmasse geben und nehmen dafür mehr Zwiebeln.
- Im zweiten Schritt lassen Sie den Speck ganz weg.
- Im dritten Schritt ersetzen Sie das Weißbrot beziehungsweise das Paniermehl, das Sie zur Fleischmasse hinzufügen, durch Vollkornbrot und geben Petersilie dazu.
- Im vierten Schritt ersetzen Sie das Ei durch mehrere Esslöffel Magerquark.
- Und im Finale, dem fünften Schritt, braten Sie die Frikadellen statt in Pflanzenöl in Mineralwasser (siehe Kasten).

EINKAUF VON LEBENSMITTELN: QUALITÄT STATT BILLIGWARE

Eine Ernährungsumstellung beginnt nicht erst beim Essen, sondern bereits beim Einkauf. Machen Sie sich die Devise von Spitzenköchen zu eigen: Nur das Beste ist gut genug, um auf den Tisch zu kommen. Kaufen Sie deshalb Lebensmittel von hoher Qualität und vor allem bei Obst und Gemüse nur Bioprodukte, auch wenn diese teurer sind als Sonderangebote im Supermarkt.

GESCHMACKSNERVEN WOLLEN BEFRIEDIGT WERDEN

Billig-Lebensmittel sind Massenware und haben durch Züchtung, Herstellungsbedingungen und vieles mehr ihr Aroma und ihren Eigengeschmack verloren. Deshalb brauchen sie Geschmacksverstärker wie Zucker, Fett, Salz und Aromastoffe. Damit lassen sich die Geschmacksnerven jedoch nur bedingt austricksen. Denn das Auge isst im wahrsten Sinne des Wortes mit. Besonders deutlich wird das Zusammenspiel von Auge und Geschmacksnerven, wenn Sie Wiener Würstchen essen, die täuschend echt aussehen, aber aus Marzipan hergestellt wurden. Ähnlich irritiert sind die Geschmacksnerven, wenn Sie zum Beispiel Appetit auf eine Tomate haben und vom Auge gemeldet wird: Jetzt kommt eine Tomate – aber kein Tomatengeschmack folgt. Ihr Appetit wird nicht befriedigt, weil Ihre Geschmacksnerven nicht befriedigt werden. Die Folge: Sie werden so lange weiteressen, bis Ihr Appetit nachlässt, also wesentlich mehr, als Sie wollten. Und Sie werden alles Mögliche naschen, nicht weil Sie Hunger, sondern einen ungestillten Appetit haben.

OBST UND GEMÜSE DER SAISON UND MÖGLICHST ALLES BIO

Aromatisch und immer frisch bekommen Sie Obst und Gemüse, wenn Sie einheimische Produkte zu der Jahreszeit kaufen, in der sie reif sind. In Bioläden und auf Wochenmärkten bekommen Sie dann billiges, köstlich schmeckendes Obst und Gemüse. Lebensmittel, die nicht erst um die ganze Welt gereist sind, die im reifen Zustand geerntet wurden und voller Gesundmacher und Eigengeschmack stecken. In solchen Genüssen können Sie unbeschwert schwelgen, weil Sie mit jedem Bissen etwas für Ihre Gesundheit tun.

KLASSE STATT MASSE IST NICHT TEURER

Rechnen Sie es ruhig einmal aus: Qualität ist nicht teurer – weil Sie weniger essen, länger satt sind und auf die vielen teuren »Zwischendurchs« verzichten können. Für eine Imbiss-Bratwurst bekommen Sie ein Kilo Bio-Möhren, für einen Kuchenstück vom Bäcker die Bio-Kartoffeln für eine ganze Woche. An einem Bio-Brot essen Sie so lange wie an fünf Toastbrotpackungen. Machen Sie die Probe aufs Exempel: Gesunde Ernährung ist nicht teurer. Aber es ist aufwändiger, sie zu bekommen, als einfach zu Dickmachern zu greifen, die überall erhältlich sind.

Geschmackstraining

Herzlichen Glückwunsch: Nachdem Sie Ihre mittelfristigen Ziele erreicht haben, haben Sie es bereits fast geschafft, Ihre Ernährung bei der Hauptmahlzeit Mittagessen umzustellen. Ihre Geschmacksnerven sind jetzt bereit, Neues zu lernen. Deshalb können Sie ihnen problemlos neue Geschmacksrichtungen anbieten. Dabei sollten Sie sich von der Frage leiten lassen:

- Was schmeckt mir und ist gesünder als meine bisherige Ernährung?

Gehen Sie dabei so vor, wie im Kapitel »Als Gastgeber sind Sie im Vorteil« (siehe Seite 72) beschrieben wurde. Denn was für andere gilt, sollten Sie sich selbst allemal wert sein. Probieren Sie nur Neues aus, das an Ihrem Geschmack orientiert ist, und führen Sie diese neue Küche zunächst an zwei Tagen (etwa Dienstag und Donnerstag) der Woche in Teilbereichen ein. So könnten Sie einen Salat statt Buttergemüse, eine Jogurtsauce statt Sahnesauce, Fisch statt Braten, Hartweizengrießnudeln statt Spätzle

Gemüse ist wichtiger Bestandteil einer abwechslungsreichen, gesunden Küche. Es schmeckt roh und in den verschiedensten Kombinationen und Zubereitungsarten.

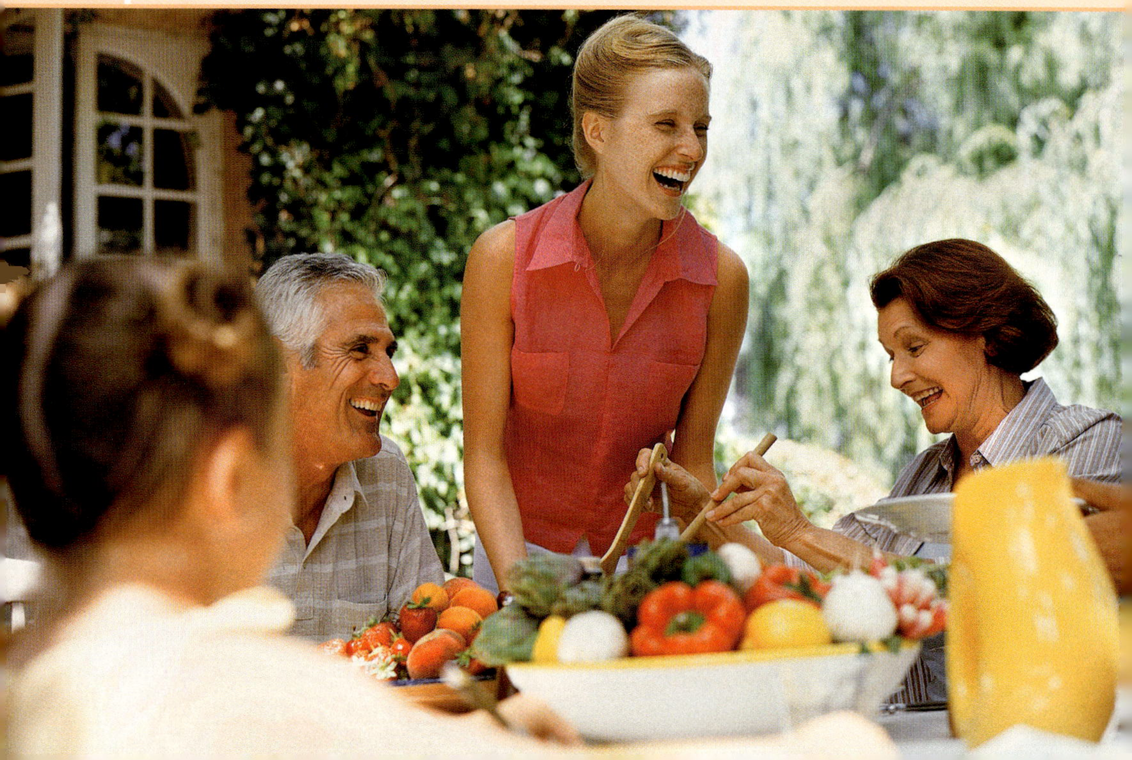

oder unpaniertes Schnitzel essen. Alles andere bereiten Sie wie gewohnt zu.

Intervallessen für Profis

Bald wird sich auch hier Routine etabliert haben, und Sie können zum nächsten Schritt übergehen:

> **Fortgeschrittenes Intervallessen.** Das hört sich kompliziert an, ist aber ganz einfach. An zwei aufeinander folgenden Tagen gibt es zum Mittagessen ausschließlich kalorienreduzierte Mischkost, am darauf folgenden Tag Ihr gewohntes Essen, dann wieder zwei Tage »Schlank- und Gesundmacher«, gefolgt von einem Tag mit Ihrem gewohnten Essen ...

Zwei trickreiche Rezepte für die leichten Tage

Asiatische Gemüsepfanne mit Reis

Für 4 Portionen

Pro Portion = 310 kcal

200 g Natur- oder parboiled Reis ■ 250 g Putenbrust ■ 1 grüne Paprikaschote ■ 2 Möhren ■ 2 Zwiebeln ■ 1 kleine Zucchini ■ 100 g Chinakohl ■ 1 Knoblauchzehe ■ 2 TL Öl ■ 200 g Sojasprossen ■ frisch gemahlener Pfeffer ■ Sojasauce

1. Den Reis waschen und im Verhältnis 2 Teile Wasser, 1 Teil Reis aufsetzen. Im geschlossenen Topf 10 Minuten köcheln, vom Herd nehmen und 10 bis 15 Minuten quellen lassen.
2. Inzwischen das Fleisch in Streifen schneiden. Paprika, Möhren, Zwiebeln, Zucchini und Chinakohl putzen und in sehr feine Streifen schneiden. Den Knoblauch schälen und zerdrücken.
3. Das Öl in einer Pfanne erhitzen und das Fleisch darin hellbraun anbraten. Fleisch aus der Pfanne nehmen.
4. Gemüse und Knoblauch in der Pfanne unter Wenden etwa 3 Minuten braten. Die Sprossen zuletzt zufügen und alles weitere 2 Minuten braten.
5. Das Fleisch zum Gemüse geben und alles gut durchmischen. Die Gemüsepfanne mit Pfeffer und Sojasauce würzen und servieren.

Variationsmöglichkeiten

Die Gemüsepfanne ist ein wahrer Verwandlungskünstler. Sie können jedes Gemüse dafür verwenden, ihr mit Curry eine pikante oder mit Chilischoten eine scharfe Note geben. Sie kann mit Fleisch, Fisch, Pilzen oder nur mit Gemüse zubereitet werden. Bananen oder Ananasstücke verleihen ihr einen exotischen Geschmack. Sie kann nicht nur zu Reis, sondern auch zu grünen Nudeln und Spaghetti gegessen werden.

Paprika-Frischkäse-Spaghetti

Für 4 Portionen

Pro Portion = 360 kcal

400 g Vollkornspaghetti aus Hartweizen ■ Jodsalz ■ 750 g rote Paprikaschoten ■ 1 TL Maiskeimöl ■ 100 ml Gemüsebrühe (instant) ■ 100 g Frischkäse mit Kräutern ■ Pfeffer ■ 1 TL Pesto (aus dem Glas) ■ Basilikumblätter als Deko

1. Die Nudeln nach Packungsanleitung in Salzwasser bissfest kochen.
2. Inzwischen die Paprikaschoten waschen, putzen und in feine Streifen schneiden.
3. Das Öl in einer großen Pfanne erhitzen und die Paprikastreifen darin unter Rühren anbraten.
4. Die Paprika mit der Gemüsebrühe ablöschen, den Frischkäse einrühren, das Gemüse leicht salzen und kräftig pfeffern. Das Ganze bei schwacher Hitze 5 Minuten köcheln. Zum Schluss das Pesto einrühren.
5. Die Nudeln abgießen, abtropfen lassen und auf vier Teller verteilen. Die Paprika-Frischkäse-Soße darüber verteilen und alles mit den Basilikumblättern garnieren.

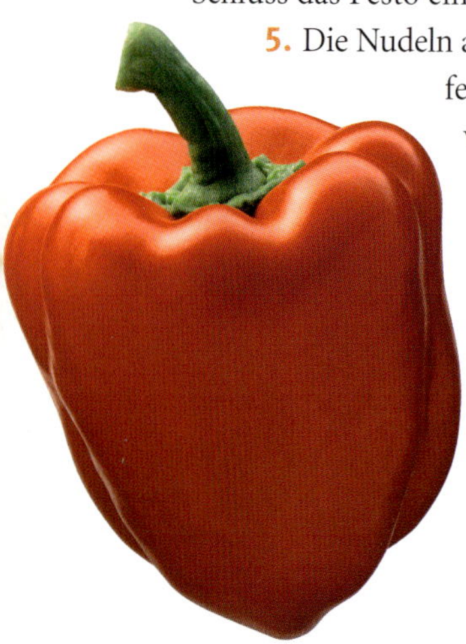

Variationsmöglichkeiten

Die Soße eignet sich auch zu Hähnchen- oder Putenschnitzel mit Reis als Beilage. Statt Paprika können auch Tomaten oder eine Salatgurke verwendet werden. Rosmarin, Knoblauch, Curry, Chili, Sambal oelek oder Weihnachtsgewürze geben der Soße stets eine andere Geschmacksnote.

Weitere Rezepte

Anregungen zu Ihrer neuen Art zu kochen finden Sie in vielen Diätkochbüchern oder in Kochbüchern zur Ernährung nach dem glykämischen Index (GLYX). Wenn Sie von den dort genannten Mengen nicht satt werden, vergrößern Sie einfach die Portionen. Denn es ist allemal besser, mehr Spaghetti oder Fisch zu essen, als kurz nach dem Mittagessen Süßigkeiten zu naschen.

Der Trick mit dem Trinken

Und vor allem: Trinken Sie so viel wie möglich. Viele Menschen verwechseln Durst mit Hunger. Machen Sie es sich deshalb zur Gewohnheit, vor jeder Mahlzeit ein bis zwei Gläser Wasser zu trinken. Allein durch diesen simplen Trick können Sie beim Essen sehr viel einsparen. Denn erstens werden Sie oft feststellen, dass Sie Durst und keinen Hunger hatten, und zweitens isst man deutlich weniger, wenn man viel trinkt.

Sieg auf ganzer Linie!

Durch das Intervallessen werden sich Ihre Geschmacksnerven schon bald auf eine gesunde Mischkost umgestellt haben. Das hat einen interessanten Nebeneffekt: Ihnen schmecken Geschmacksverstärker nicht mehr, weil alles, das mit ihnen zubereitet wurde, gleich fad schmeckt. Denn Ihre Geschmacksnerven haben wieder gelernt, die unterschiedlichen Geschmacksvarianten von Nahrungsmitteln wahrzunehmen.
Jetzt sind Sie an Ihrem Ziel angekommen. Sie müssen Ihre Ernährung nicht mehr umstellen, sondern Sie wollen sich so ernähren, dass Sie in der Geschmacksvielfalt der Nahrungsmittel schwelgen können und gleichzeitig gesünder und fitter werden, sich rundum besser fühlen als zu Zeiten Ihrer alten Völlerei.

Erfolg bringt Erfolg

Ihre neue Umgehensweise mit Lebensmitteln durch die Umstellung Ihres Mittagessens wird sich wie von selbst auf Ihre gesamte Ernährung ausweiten. Gesundheit beginnt im Kopf, denn der Mensch handelt, wie er denkt; und er kann nur das denken, was er gelernt hat. Auf einem langen Weg haben Sie gelernt, gesundheitsbewusster zu denken, selbstbewusst gegenüber Mitmenschen aufzutreten, die Sie zum Mitessen nötigen wollen, und sich gegen den dicken Dackel Emil zu behaupten. Durch Ihre Spaziergänge haben Sie ein ganz neues Körpergefühl bekommen und über viele kleine und große Erfolgserlebnisse erfahren, dass Sie kein Loser, sondern auch in Sachen Gesundheit ein Erfolgsmensch sind. Nicht nur Ihre Blutzuckerwerte, sondern auch der Blutdruck, der Fettstoffwechsel und die Cholesterinwerte haben sich ganz deutlich verbessert, sind vielleicht schon wieder im Normbereich. Da fällt es leicht, weiterzumachen und täglich ein wenig perfekter in der Ernährungsumstellung zu werden. Erfolg den Erfolgreichen, so kann Ihr neues Lebensmotto beschrieben werden.

> Gesund zu leben ist ein Genuss für Körper und Seele.

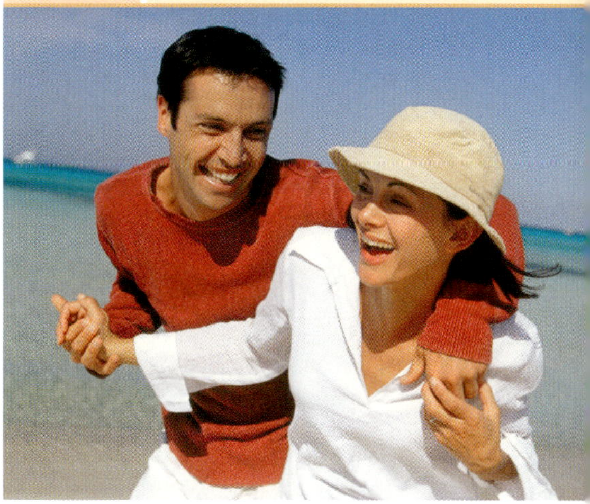

Zum Nachschlagen

Bücher, die weiterhelfen

- **Bopp, Annette:** *Diabetes;* Stiftung Warentest
- **Drebing, Vera:** *Diabetes und Folge-Erkrankungen;* Trias Verlag
- **Hofele, Karin:** *Richtig einkaufen bei Diabetes;* Trias Verlag
- **Hürter, Peter; Lange, Karin:** *Kinder und Jugendliche mit Diabetes;* Springer Verlag
- **Kleinwechter, Helmut u. a.:** *Der große Schwangerschafts-Ratgeber für Diabetikerinnen;* Trias Verlag
- **Middeke, Martin u. a.:** *Bluthochdruck senken ohne Medikamente;* Trias Verlag
- **Müller, Sven-David; Pfeuffer, Christiane:** *Genussvoll essen bei Diabetes mellitus;* Knaur Verlag
- **Schmiedel, Volker:** *Typ-2-Diabetes. Heilung ist möglich;* Haug Verlag
- **Schwörer, Dr. Claudia-Viktoria:** *Bluthochdruck;* Knaur Verlag
- **Teuscher, Arthur:** *Gut leben mit Diabetes Typ 2;* Trias Verlag

Bücher aus dem GRÄFE UND UNZER VERLAG

- **Bohlmann, Friedrich; Casparek-Türkkan, Erika u. a.:** *Das große GU Koch- und Backbuch für Diabetiker*
- **Bös, Prof. Dr. Klaus:** *Walking und sanftes Lauftraining*
- **Elmadfa, Prof. Dr. I. u. a.:** *Die große GU Nährwert Kalorien Tabelle* (auch mit CD-Rom)
- **Fritzsche, Doris:** *GU Kompass Diabetes*
- **Fritzsche, Doris; Szwillus, Marlisa:** *Gesund essen bei Diabetes*
- **Grillparzer, Marion:** *GLYX-Diät*
- **Grillparzer, Marion; Kittler, Martina:** *GLYX-Diät. Das Kochbuch*
- **Schmidt, Dr. med. Mathias u. a.:** *Nordic Walking*
- **Trökes, Anna:** *Yoga ab 40*

Adressen, die weiterhelfen

- **Arbeitsgemeinschaft niedergelassener diabetologisch tätiger Ärzte e. V. (AND)**
  Wilhelminenstraße 22,
  46537 Dinslaken
  www.and-ev.de
  and-online@web.de
- **Verband der Diabetes-Beratungs-und Schulungsberufe in Deutschland e. V. (VDBD)**
  Am Eisenwald 16
  66386 St. Ingbert
  www.vdbd.de
  info@vdbd.de
- **Deutsche Diabetes-Stiftung (DDS)**
  Am Klopferspitz 19
  82152 Martinsried
  www.diabetesstiftung.de
  info@diabetesstiftung.de

> Deutscher Diabetiker Bund e. V. (DDB)
Goethestr. 27
34119 Kassel
www.diabetikerbund.de
info@diabetikerbund.de

> Deutsche Diabetes Gesellschaft (DDG)
Bürkle-de-la-Camp-Platz 1
44789 Bochum
www.deutsche-diabetes-gesellschaft.de
info@ddg.info

> Deutsche Gesellschaft für Ernährung
Godesberger Allee 18
53175 Bonn
www.dge.de
webmaster@dge.de

Schweiz

> Schweizerische Diabetes-Gesellschaft (SDG)
Generalsekretariat
Rütistrasse 3 a
CH-5400 Baden
www.diabetesgesellschaft.ch
sekretariat@diabetesgesellschaft.ch

> Stiftung Ernährung und Diabetes
Bremgartenstrasse 119
CH-3012 Bern
www.diabetes-ernaehrung.ch
info@diabetes-ernaehrung.ch

Österreich

> Österreichische Diabetikervereinigung (ÖDV)
Moosstr. 18
A-5020 Salzburg
www.diabetes.or.at
oedv.office@aon.at

> Diabetes Austria
Gersthoferstrasse 18
A-1180 Wien
www.diabetes-austria.com
office@diabetes-austria.com

Internetadressen

> Aktive Diabetiker Austria
Selbsthilfegruppe in Österreich
www.aktive-diabetiker.at

> Diabetes Deutschland
Ein Informationssystem zu Diabetes mellitus, vom Deutschen Diabetes-Zentrum Düsseldorf
www.diabetes-deutschland.de

> Diabetes Forum, Schweiz
Zahlreiche Informationen rund um Diabetes
www.diabetesforum.ch

> Diabetes und Sport
Alles über Diabetes und Bewegung – dreisprachige Seite (Deutsch, Englisch, Französisch)
www.diabetesport.org

> Diabetes-Kids
Private Initiative, die größte virtuelle Selbsthilfegruppe in Deutschland für Kinder mit Diabetes mellitus und deren Eltern
www.diabetes-kids.de

> GesundheitPro
Online-Service von Apotheken Umschau
www.gesundheitpro.de

> Diabetes-world
Informative Internetseite für Patienten und Fachleute
www.diabetes-world.net

> Medizin Aspekte
Journal-Portal für Medizin und Gesundheit
www.medizin-aspekte.de

> LOGI-Methode
Informationen rund um die neue Ernährungsbotschaft
www.logi-methode.de

> Zürcher Diabetes-gesellschaft
Zahlreiche Informationen für Diabetiker und deren Angehörigen im Kanton Zürich und den angrenzenden Gebieten
www.zdg.ch

Sachregister

Impressum

Wichtiger Hinweis

Die Gedanken, Methoden und An- regungen in diesem Buch stellen die Meinung bzw. Erfahrung der Verfasser dar. Sie wurden von den Autoren nach bestem Wissen erstellt und mit größtmöglicher Sorgfalt geprüft. Sie bieten jedoch keinen Ersatz für kompetenten medizinischen Rat. Jede Leserin, jeder Leser ist für das eigene Tun und Lassen auch weiterhin selbst verantwortlich. Weder Autoren noch Verlag können für eventuelle Nachteile oder Schäden, die aus den im Buch gegebenen praktischen Hinweisen resultieren, eine Haftung übernehmen.

ISBN (10) 3-7742-6981-5
ISBN (13) 978-3-7742-6981-1

Auflage:	4.	3.	2.	1.
	08	07	06	2005

GRÄFE UND UNZER

Ein Unternehmen der
GANSKE VERLAGSGRUPPE

Programmleitung: Ulrich Ehrlenspiel

Redaktion: Corinna Feicht

Lektorat: Annette Gillich

Bildredaktion: Henrike Schechter

Layout: independent Medien-Design

Herstellung: Petra Roth

Satz: Christopher Hammond, München

Lithos: Repro Ludwig, Zell am See

Druck: Appl, Wemding

Bindung: Sellier, Freising

Bildnachweis:
Bischof: 17, 73, 111, U4 (re.), 2 (re.); Corbis: 26, 30, 40, 63, 80, 97, 113, 2 (li.), 129 o.;
digital vision: U4 li.;
gettyimages: 14, 32, 44, 56, 71, 129 u.;
IFA: 85, 92, 99, 118;
Jump: 38, 94;
Lenz: 104, 105, 3 (re.);
Masterfile: U1;
Mauritius: 8, 42, 78, 88, 121
Photonica: 50;
Stockfood: 23, 75, 76, 69, 115, 120;
Wildlife: 58
Zefa: U2, 4, 6, 20, 34, 54, 57, 83, 91, 108, 3 (li.), 128

DAS ORIGINAL MIT GARANTIE

Ihre Meinung ist uns wichtig. Deshalb möchten wir Ihre Kritik, gerne aber auch Ihr Lob erfahren. Um als führender Ratgeberverlag für Sie noch besser zu werden. Darum: Schreiben Sie uns! Wir freuen uns auf Ihre Post und wünschen Ihnen viel Spaß mit Ihrem GU-Ratgeber.

Unsere Garantie: Sollte ein GU-Ratgeber einmal einen Fehler enthalten, schicken Sie uns das Buch mit einem kleinen Hinweis und der Quittung innerhalb von sechs Monaten nach dem Kauf zurück. Wir tauschen Ihnen den GU-Ratgeber gegen einen anderen zum gleichen oder einem ähnlichen Thema um.

GRÄFE UND UNZER VERLAG
Redaktion Körper & Seele
Postfach 86 03 25
81630 München
Fax: 089/41981-113
E-Mail: leserservice@graefe-und-unzer.de

Das Wichtigste auf einen Blick

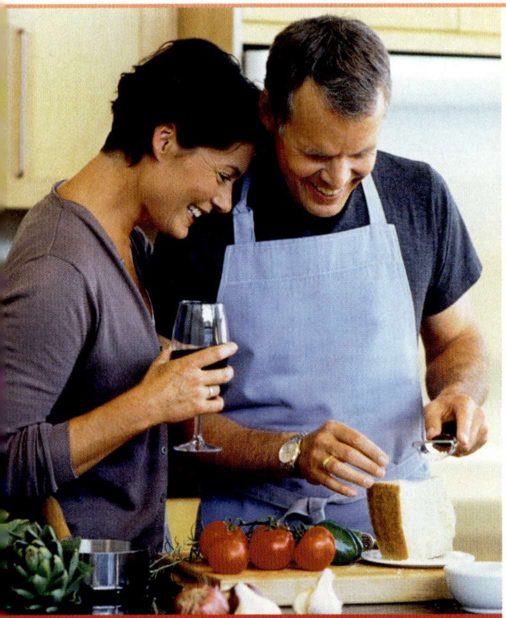

TYP-2-DIABETES – NA UND?

Typ-2-Diabetes hat seine Schrecken verloren. Experten raten, von »eingeschränkter Gesundheit« zu sprechen, weil im Leben mit Diabetes nur einige wenige Einschränkungen zu beachten sind. Wer diese ernst nimmt, erhält gleichzeitig die Chance, selbstbewusster zu werden und wieder schlank, fit und leistungsstark durchs Leben zu gehen.

Wünsche werden wahr

Die meisten Menschen wissen nicht, wie sie ihren Wunsch, wieder blutzuckergesund zu werden, in die Tat umsetzen können. Mit konkreten Zielen und der richtigen Planung wird jeder Wunsch zur Wirklichkeit.

DER DICKE DACKEL EMIL

»Ich bin eigentlich ein ganz anderer, aber ich komme so selten dazu.« Schuld daran ist der dicke Dackel Emil. Jeder kennt ihn, jeder hat ihn. Er ist dafür verantwortlich, wenn begeisterte Spaziergänger im Sessel sitzen bleiben, wenn eigentlich tatkräftige und durchsetzungsfähige Menschen ihre Vorhaben auf morgen verschieben oder große Pläne im Dunkel der Zeit verschwinden. Den dicken Dackel Emil in den Griff zu bekommen und endlich der Mensch zu sein, der man eigentlich ist, ist gar nicht so schwer, wie viele glauben.

Langsamkeit

»Es gibt Wichtigeres im Leben, als nur sein Tempo zu beschleunigen«, sagte Mahatma Gandhi. Wenn es um Gesundheit und Wohlbefinden geht, kann dieser Satz ergänzt werden: Es gibt nichts Sinnloseres, als schnellen Erfolg anzustreben.